Tschüss Heuschnupfen

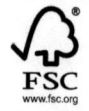

S. Williams

Tschüss Heuschnupfen

**Endlich frei von quälenden
Allergie-Symptomen
in nur 5 Tagen**

Auch bei Hausstaub-
und Tierhaarallergien

Erfahrungsbericht / Ratgeber

Covergestaltung: A. M. Weiss

Titelbild: Pixabay

2. Auflage 2019

Impressum

Copyright © 2019 A. M. Weiss / S. Williams

Herstellung und Verlag:
BoD – Books on Demand, Norderstedt

ISBN: 978-3-7494-4875-3

Hinweise

Dieses Buch versteht sich als Ratgeber und basiert zum Teil auf den persönlichen Erkenntnissen und Erfahrungen der Autorin A. M. Weiss. Es wurde nach bestem Wissen und Gewissen erarbeitet. Für etwaige unerwünschte Folgen, die bei eigenverantwortlicher Umsetzung der Tipps aus diesem Ratgeber entstehen könnten, können Herausgeber und Verfasserin jedoch <u>nicht</u> haftbar gemacht werden.

Die PDF-Dateien, die Sie unter den in diesem Buch aufgeführten Adressen im Internet finden können, sollten Sie **nicht** als feste Bestandteile dieses Buches sehen, sondern lediglich als zusätzliche Möglichkeit, sich weiterführend informieren zu können, ohne selbst auf die Suche gehen zu müssen. Diese Adressen sind aus Platzgründen zum Teil zweizeilig dargestellt; bitte geben Sie sie *am Stück* und **ohne** Leerzeichen in die Adresszeile Ihres Internet-Browsers ein. Weder spiegelt die Meinung der Ersteller dieser Dateien in jedem Fall unsere Meinung wider noch haben wir irgendeinen Einfluss auf den Inhalt der Dateien noch können wir deren Abrufbarkeit garantieren. Vielen Dank für Ihr Verständnis!

Ab Seite 67 dieses Ratgebers finden Sie Raum für Ihre eigenen Notizen. Legen Sie sich in Ihrem eigenen Interesse bitte einen Bleistift oder Kugelschreiber zurecht, damit Sie während des Lesens die Dinge direkt im Buch notieren können, die Sie nicht vergessen wollen. Von der Verwendung von Filzschreibern und Füllfederhaltern raten wir Ihnen aufgrund der Papierbeschaffenheit ab.

Ein paar Stimmen zum Buch:

„Laut Arzt gelte ich als "starker Allergiker". Mit 30 habe ich Heuschnupfen gekriegt und über die Jahre immer mehr Allergien (z.B. gegen Apfel, Haselnüsse usw.). Ab Frühling musste ich immer mind. eine Cetirizin-Tablette pro Woche nehmen. Vor einigen Monaten habe ich auch noch Schuppenflechte an den Knien bekommen. Ich habe mich gefragt, ob ich eventuell durch Hypnose oder sonstige alternative Methoden diese lästigen Krankheiten loswerden kann. Ich bin auf dieses kleine Buch gestoßen und habe nach einer Woche bereits tolle Ergebnisse erzielt. Ich musste seitdem keine Tablette mehr nehmen. Wenn ich in der Früh aufwache, ist meine Nase komplett frei. Meine Schuppenflechten sind weg und ich habe außerdem abgenommen ..." (Luis, Leser)

„Da meine Kaninchenhaarallergie so schlimm ist, dass ich Asthma bekomme und wir die Beiden unbedingt behalten wollen, kam nun noch dieses Büchlein zu mir [...] Es ist echt super, nur einen Tag ohne Zucker und ich musste während des Großputzes der Kaninchen nicht einmal niesen und meine Bronchien sind frei." (Christiane K., Leserin)

„Letzte Rettung für mich und meinen Hund. Danke, dass dieses Buch geschrieben wurde [...] Sonst hätten ich und meine Familie uns nämlich von unserem superlieben Hund trennen müssen, gegen den ich leider allergisch reagierte. Ein Jahr mit Akkupunktur, Bioresonanz, Nahrungsergänzungsmitteln und natürlich Medikamenten halfen kaum bis nichts. Alleine die Umstellung meines Essens nach diesem Buch brachte nach knapp einer Woche den ersten deutlichen Unterschied. Heute nach 5 Wochen bin ich sehr glücklich, da ich ohne Medikamente prima klarkomme und nur noch selten unseren Hund merke." (Simone, Leserin)

Inhalt

Vorwort von S. Williams

Aus privaten Gründen hat A. M. Weiss, die Verfasserin des vorliegenden Erfahrungsberichts und Ratgebers, vor einiger Zeit beschlossen, sich als Autorin zumindest vorerst aus der Öffentlichkeit zurückzuziehen. Etwas über ein Jahr lang war dieses Buch unter dem Titel „Tschüss Heuschnupfen – Endlich frei von Allergie-Symptomen in nur 1 Woche" erhältlich und äußerst beliebt bei den Lesern. Immer wieder landete es ganz besonders in den Frühlings- und Sommermonaten auf Platz 1 der Bestseller-Listen eines der größten Online-Händler in den Kategorien „Allergien". Auch das positive Kunden-Feedback, das zum Teil auf **Seite 6** dieser Neuausgabe nachgelesen werden kann, machte deutlich, wie von Herzen dankbar manche Leser für den kleinen Ratgeber waren. Aus diesem Grunde hat A. M. Weiss die Rechte an ihrem Buch nun auf mich übertragen und habe ich beschlossen, es unter meinem Namen zu publizieren, damit Leser auch künftig noch an den Erfahrungen der Autorin partizipieren können und möglichst vielen Allergikern geholfen werden kann. Wir versichern Ihnen, dass alle Leserstimmen authentisch sind, sind guter Dinge, dass Sie ähnlich positive Ergebnisse erzielen werden, und hoffen, dass auch Ihre Allergie(n) bald nur noch der Vergangenheit angehören. Die folgenden Kapitel dieses Buches, von der 'Einleitung' bis hin zu 'Dein Körper – Spiegelbild Deines Geistes!', waren bereits Inhalt der vorherigen Ausgabe und wurden dieser Neuausgabe lediglich ein wenig angepasst.

S. Williams

Einleitung

Beim Surfen durchs Internet entdeckte ich vor einiger Zeit einige Kommentare zum Thema Heuschnupfen. In einem Gesundheits-Forum suchte jemand Rat, weil ihm seine Allergie-Symptome wie jedes Jahr im Frühling und Sommer schwer zu schaffen machten. Eine hilfsbereite Person meldete sich zu Wort und schrieb, dass bei vielen Menschen der Verzehr von Zucker einer der Auslöser für Heuschnupfen wäre, woraufhin eine Dame, die offensichtlich keine Ahnung hatte, wovon sie sprach, überheblich antwortete, dass dies *„völliger Blödsinn"* sei, da allein Pollen Heuschnupfen auslösen könnten. Nun, wenn es etwas gibt, das ich ganz und gar nicht mag, dann sind das unerfahrene Besserwisser, die andere mit ihren Besserwissereien bei jeder sich bietenden Gelegenheit „beglücken", und inhumane Wisserbesser, die ihr Wissen aus reiner Profitgier auf Kosten der Menschen zurückhalten. Da ich mich weder zu der einen noch zu der anderen Sorte zähle und beiden liebend gern etwas entgegensetzen möchte, habe ich ganz spontan beschlossen, meine persönlichen Erfahrungen zum Thema Heuschnupfen in diesem kleinen Buch mit Ihnen zu teilen.

Im Falle von „Tschüss Heuschnupfen" wollte ich mich ganz bewusst relativ kurzhalten, weil ich keinen wirklich triftigen Grund sehe, ein besonders umfangreiches Buch zu diesem – wenn auch äußerst wichtigen – Thema zu verfassen. Oft ist das Hilfreichste im Simplen zu finden! Und auch wenn Ihnen die Umsetzung meiner Empfehlungen vielleicht nicht in jedem Fall ganz leichtfallen und einiges abverlangen wird, so ist es doch alles andere als schwer für mich, diese Empfehlungen in relativ wenige Worte zu fassen. Erwarten Sie von diesem kleinen Ratgeber und persönlichen Erfahrungsbericht also bitte keine wissenschaftliche Abhandlung. Doch wie oft im Leben ist eine einfache Erkenntnis ohnehin wesentlich hilfreicher als wenig erbauliches Gefachsimpel. Nicht wahr?

Natürlich gibt es nicht gerade wenige Bücher auf dem Markt, die sich ganz allgemein mit Allergien oder auch dem Heuschnupfen-Thema an sich befassen, und man könnte sich fragen, ob es überhaupt notwendig war, noch ein weiteres Buch zu diesem Thema zu veröffentlichen. Doch solange es Menschen gibt, die entweder aus reiner Geldgier hilfreiche Wahrheiten ganz systematisch unterschlagen oder in ihrer Unwissenheit Unwahrheiten verbreiten, sollte es meines Erachtens so viele persönliche Erfahrungsberichte wie möglich geben, um entsprechend gegensteuern zu können. Und wenn Sie, liebe Leserin, lieber Leser, erfahren wollen, wie auch Sie all Ihre Allergie-Symptome, wie Fließschnupfen, juckende Augen, allergisches Asthma etc., unter Umständen innerhalb von nur wenigen Tagen **ganz ohne** die Anwendung von irgendwelchen mehr oder weniger kostenintensiven Mittelchen und/oder nebenwirkungsreichen Medikamenten loswerden oder zumindest stark lindern können, dann könnte Ihnen dieses kleine Büchlein durchaus von großem Nutzen sein.

Wie Sie nicht zuletzt auf dem Buchcover des neuen Titels lesen können, enthält er den zusätzlichen Hinweis „Auch bei Hausstaub- und Tierhaarallergien". Und um gleich zu Anfang etwaigen Missverständnissen vorzubeugen, möchte ich an dieser Stelle ein paar wichtige Dinge klarstellen. Zunächst einmal bin ich mir vollkommen sicher, dass Sie mithilfe meiner Empfehlungen **alle Arten von Allergien** sehr positiv beeinflussen und viele auf Dauer sogar völlig zum Verschwinden bringen können. Geht es aber um *andere* als die im Buchtitel genannten Allergiearten, werden sich auch bei strikter Einhaltung aller Empfehlungen sehr wahrscheinlich nicht gleich alle Allergie-Symptome innerhalb von nur wenigen Tagen verabschieden. Manches braucht eben seine Zeit, das sollte Ihnen klar sein! Was Hausstaub- und Tierhaarallergien angeht, so war ich mir vor der Veröffentlichung von „Tschüss Heuschnupfen" aus verschiedenen Gründen nahezu sicher, dass sich hier eine ähnlich schnelle Wirkung erzielen lassen würde wie beim Heuschnupfen und Allergie-Symptome auf die gleiche Weise in nur wenigen Tagen abklingen könnten. Da ich jedoch keine persönlichen Erfahrungen in Bezug auf diese beiden Allergiearten hatte bzw. habe, beschloss ich zunächst, den kleinen Ratgeber ausschließlich zum Thema Heuschnupfen zu veröffentlichen. Verständlicherweise wollte ich nicht Gefahr laufen, viele meiner Leser zu enttäuschen, sollte sich meine Annahme für sie nicht bewahrheiten. Deshalb konnte und kann sich mein in diesem Ratgeber enthaltener Erfahrungsbericht (Meine Leidens- und Erfolgsgeschichte) inhaltlich natürlich auch nur auf meine persönlichen Erfahrungen mit dem Heuschnupfen konzentrieren. Nicht zuletzt aufgrund der sehr aufschlussreichen Rezensionen zweier äußerst dankbarer Leserinnen, die damit quasi offiziell bestätigten, dass ich mit meiner Annahme richtig lag, hielt ich es allerdings für angebracht, auch Hausstaub- und Tierhaarallergiker mithilfe des zusätzlichen Hinweises im Titel auf mein

Buch aufmerksam zu machen. Es wäre doch äußerst schade, wenn viele Menschen unter Umständen auf ähnlich positive und vor allem **schnelle Ergebnisse** verzichten müssten, nur weil ich nicht riskieren wollte, einige von ihnen eventuell zu enttäuschen. Wenn Sie also zu diesem Buch greifen oder bereits gegriffen haben, haben Sie meines Erachtens eine große Chance, auch die Symptome Ihrer Hausstaub- bzw. Tierhaarallergie in nur knapp einer Woche nahezu vollständig loswerden zu können. Falls dies in Ihrem persönlichen Fall wider Erwarten jedoch nicht gelingen sollte, so haben Sie mit diesem kleinen Buch zumindest einen Ratgeber zur Hand, der Ihnen zeigt, wie Sie Ihre Allergie(n) **nachhaltig** besiegen können.

In diesem Sinne alles Liebe
und beste Gesundheit,

A. M. Weiss

Meine Leidens-
und Erfolgsgeschichte

Bereits als kleines Kind hatte ich gesundheitliche Probleme, und mein späterer Heuschnupfen war quasi schon vorprogrammiert. Natürlich konnte ich damals noch nicht wissen, dass Nahrungsmittelallergien bzw. -unverträglichkeiten verantwortlich für meine chronische Hauterkrankung waren. Und auch wenn unser damaliger Hausarzt meiner Mutter riet, mir keine Apfelsinen zu essen zu geben – die ich übrigens wunderbar vertrage –, ahnte sie nicht, dass meine sogenannte Neurodermitis zu einem ganz erheblichen Teil ernährungsbedingt war. Da auch mein Vater in seiner Kindheit schon unter Ekzemen gelitten hatte, glaubte sie, er hätte sie mir einfach weitervererbt und ich müsse nun ebenfalls mit ihnen leben so gut es eben ging. Und da auch die Ärzte, zu denen sie mich immer wieder schleppte, nicht die geringsten Andeutungen in Sachen Ernährung machten und mir stattdessen lieber teure Kortisonsalben verschrieben, änderte sich zunächst nur wenig. Zumindest in positiver Hinsicht. Die Ärzte hingegen hatten allen Grund, sich über mein ständiges Erscheinen in ihren Praxen zu freuen. Welcher Mediziner beklagt sich schon über Patienten, die ihm regelmäßig Geld einbringen, und reine Symptombehandlung kann in solchen Fällen natürlich sehr gewinnbringend sein. Warum sich also der wahren Ursache einer Erkrankung widmen und damit selbst die Butter vom Brot nehmen. Heute bin ich jedenfalls überzeugt davon, dass auch all den Dermatologen, die ich später noch aufsuchte, der immense Einfluss von Nahrungsmitteln auf die (Haut-)Gesundheit der Menschen bekannt war. Doch kein Einziger von ihnen wies mich auch nur annähernd darauf hin. Ein kurzer Blick auf die Haut, ein mal eben schnell dahingekritzeltes Rezept und schon war ich wieder entlassen. Auch während eines dreiwöchigen Klinikaufenthaltes in einer Hautklinik tat man nichts anderes, als meine entzündeten Hautstellen mit Kortisonsalben zu behandeln. Als die Entzündungen zumindest oberflächlich abgeklungen waren, durfte ich das Krankenhaus verlassen, und es dauerte nicht allzu lang, bis sie genauso stark wie zuvor wieder aufblühten. So glaubte auch ich leider viel zu lange, mit einer Krankheit, die mein Vater mir vererbt hatte, unter Umständen bis an mein Lebensende leben zu müssen. Wie schwer das war, muss ich wohl niemandem erzählen, der sich selbst mit diesem Problem herumschlägt.

Als ich vierzehn war, brach zum ersten Mal mein Heuschnupfen aus. Kurz vor den Sommerferien war es bereits sehr heiß in unseren Klassenzimmern, und unser Klassenlehrer schlug vor, mit uns im nahegelegenen Schrebergarten spazieren zu gehen. Da alle einverstanden waren, gingen wir los. Bis zu diesem Zeitpunkt hatte ich noch nie Probleme mit umherfliegenden Pollen gehabt. Doch plötzlich fing ich an zu niesen, meine Nase begann zu laufen und meine Augen juckten. Von dem Tag an konnte ich keinen einzigen Sommer mehr ohne meine quälende Pollenallergie verleben. Ärzte verschrieben mir auch in diesem Fall einfach nur die üblichen und nebenwirkungsreichen Medikamente wie Augentropfen, Nasensprays und Antihistaminika. Irgendjemand riet mir einmal zu einer Hyposensibilisierung. Da aber auch meine Cousine unter sehr starkem Heuschnupfen litt und sich mit nur mäßigem Erfolg genau solch einer Behandlung unterzog, wobei sie kurz nach den Injektionen nahezu regelmäßig auch noch aus den Latschen kippte, entschied ich mich dagegen. Und kurz nach meinem zwanzigsten Geburtstag hatte ich zu allem Übel dann auch noch meinen ersten Asthmaanfall. Der Notarzt kam und verpasste mir eine Bronchien erweiternde Spritze. Von diesem Zeitpunkt an kam ich während der Pollensaison dann auch nicht mehr ohne teils sogar kortisonhaltige Asthmasprays aus. Im Laufe der Zeit wurden meine Beschwerden immer ein wenig stärker, und ich verkroch mich bei jeder Gelegenheit in der Wohnung. So plätscherten die Jahre dahin ...

Irgendwann wurde auf einem Tele-Shopping-Kanal ein neu entwickeltes fototherapeutisches Anti-Allergie-Gerät vorgestellt. Die nebenwirkungsfreie Lichttherapie versprach Linderung bei Heuschnupfen, Hausstaub- und Tierhaarallergie. Da dieses Gerät nicht allzu teuer war und einen Monat lang risikolos getestet werden konnte, bestellte ich es natürlich sofort. Ich wandte es etwas zweifelnd an, amüsierte mich über meine rot leuchtende Nase, doch tatsächlich: Nach einigen Tagen der Anwendung verspürte ich etwas Linderung! Während ich zuvor trotz der Einnahme von Medikamenten innerhalb von wenigen Minuten, nachdem ich das Haus verlassen hatte, zu niesen begann, konnte ich mich nun etwa eine Stunde lang draußen aufhalten, bevor die Heuschnupfen-Symptome mich wie gewohnt, vielleicht auch etwas schwächer als sonst, ereilten. Eine wirkliche Lösung war das natürlich nicht, auch wenn ich dankbar für diese Erleichterung war. Ab einem gewissen Zeitpunkt nahm ich zusätzlich ägyptisches Schwarzkümmelöl (Nigella Sativa) ein, da ich gelesen und gehört hatte, dass es unter anderem Asthma stark lindern könne. Die vielfältige Wirkungsweise dieses Schwarzkümmelöls, das bei allen möglichen Beschwerden und Krankheiten eingesetzt wird, möchte ich bei dieser Gelegenheit auch gar keinesfalls schmälern und kann allen interessierten Lesern nur dazu raten, sich selbst einmal schlauzumachen. Die regel- oder kurmäßige Anwendung des Öls kann nachweislich viele Vorteile haben, weshalb ich sie auch heute noch fortführe, und es gibt nicht wenige Menschen, denen sie nicht nur bei Heuschnupfen und Asthma tatsächlich zu helfen scheint. In Bezug auf meine eigenen Allergie-Symptome verspürte ich aber auch nach einer Einnahme über einen Zeitraum von mehreren Monaten leider keinen nennenswerten Unterschied. Wahrscheinlich war der negative Einfluss eines ganz bestimmten Genussmittels auf meinen Körper einfach viel zu groß.

Vor ein paar Jahren entdeckte ich im Videotext eines Fernsehsenders dann glücklicherweise den Hinweis auf den Ratgeber „Heuschnupfen-frei in 3 Tagen". Ich konnte mir zu diesem Zeitpunkt kaum vorstellen, wie es möglich sein sollte, sich innerhalb einer solch kurzen Zeit von einer Allergie zu befreien, unter der man schon seit Jahrzehnten litt und gegen die selbst Ärzte scheinbar machtlos waren, wenn man von Symptombehandlung und Hyposensibilisierung einmal absah. Weil ich dennoch wissen wollte, was der Autor dieses Buches zu berichten hatte, bestellte ich es mir noch am selben Tag. Die Tatsache, dass die Aufmachung des kleinen Ratgebers ein wenig zu wünschen übrig ließ, weil der Autor etwas nachlässig gearbeitet hatte, interessierte mich allerdings nur am Rande. Denn was ich daraus erfuhr, war höchst wissenswert, da er Zuckerverzehr verantwortlich für den Ausbruch von Heuschnupfen machte. Nachdem er selbst nur einige Tage lang auf alle zuckerhaltigen Nahrungsmittel und Getränke verzichtet hatte, waren all seine Heuschnupfen-Symptome überraschenderweise ganz plötzlich verschwunden. Dennoch war ich nach dem Lesen des Buches keineswegs überzeugt davon, dass es auch in meinem Fall einfach nur damit getan wäre, auf Zucker(-Zusätze) in meiner Nahrung zu verzichten, weil mir zu diesem Zeitpunkt bereits einige Lebensmittel bekannt waren, die auch meine Neurodermitis zum Ausbruch bringen konnten. Irgendwann hatte ich angefangen, ein Ernährungs-Tagebuch zu führen und erkannte so nach und nach den Zusammenhang zwischen dem Essen einiger Nahrungsmittel und dem Auftreten meiner Hautausschläge, weshalb ich vermutete, dass diese allergischen Ausschläge auch in einem engen Zusammenhang mit meinem allergischen Schnupfen und Asthma standen. Da jeder Mensch auf andere Dinge allergisch, mit Kreuzallergien oder Unverträglichkeiten reagieren konnte, dachte ich, dass der Buchautor vielleicht etwas zu voreilig von sich auf andere geschlossen haben könnte. Diese These schien sich zunächst auch zu bestätigen, nachdem ich kurze Zeit später meine erste Fastenkur gemacht hatte. Etwa vier, fünf Tage lang hatte ich ausschließlich Äpfel gegessen und klares Wasser getrunken. Auch meine Medikamente hatte ich vollständig weggelassen, um zu sehen, ob dies während der Fastenkur möglich war. Und da ich mich plötzlich sehr viel besser fühlte und es Mitte Mai noch nicht so heiß war, beschloss ich, eine kleine Radtour zum Rhein zu machen und dabei auszutesten, ob mein Heuschnupfen tatsächlich nur ernährungsbedingt war. Ich fuhr fünf Minuten ... zehn Minuten ... zwanzig Minuten ... nichts geschah. Und das, obwohl ich auch das Anti-Allergie-Gerät in diesem Jahr noch nicht verwendet hatte. Beim Radeln bemerkte ich jedoch sehr deutlich, dass ich viel besser Luft bekam als sonst. Zum ersten Mal seit Jahrzehnten konnte ich zu dieser Jahreszeit wieder so richtig frei durchatmen, obwohl die Pollen schon jetzt in relativ starker Konzentration durch die Luft flogen und ich auch noch an etlichen Wiesen und Feldern vorbeifahren musste. Am Rhein angekommen setzte ich mich auf eine Bank und war mehr als erstaunt, dass meine sonst so üblichen Allergie-Symptome vollkommen ausblieben. Zum ersten Mal seit vielen Jahren konnte ich es genießen, mich an einem strahlend warmen Frühlingstag in der Natur aufzuhalten. Ein echtes Wunder! Ich strotzte vor Energie und fühlte mich, als könne ich Bäume ausreißen. Schon lange hatte ich mich nicht mehr so extrem wohl-gefühlt ...

Als ich ein paar Stunden später wieder zuhause ankam, hatte ich Hunger. Eigentlich wollte ich meine Fastenkur erst in einigen Tagen beenden, aber ich konnte der Versuchung einfach nicht widerstehen, weshalb ich beschloss, an diesem Tag eine kleine Ausnahme zu machen und mir zumindest ein paar Scheiben Brot zu erlauben. Ich bestrich sie mit Margarine, belegte sie mit Gurkenscheiben und bestreute sie mit Salz und Pfeffer. Am nächsten Tag wollte ich erneut zum Rhein radeln, aber schon nach wenigen Metern fing ich an zu niesen. Und je weiter ich fuhr desto stärker meldeten sich meine Heuschnupfen-Symptome wie gewohnt zurück. Ich brach den Ausflug gequält und entnervt ab und sah mich in meiner Annahme bestätigt, dass wohl doch nicht (allein) Zucker bei jedem Menschen der Auslöser für seine Allergie-Symptome sein konnte. Schließlich hatte ich bewusst keinerlei Zucker zu mir genommen – wobei ich leider nicht bedacht hatte, dass auch die meisten Brotsorten bestimmte Zuckerarten enthielten. Doch zumindest war ich nun sicher, dass mein Heuschnupfen tatsächlich nur auftrat, wenn ich etwas Bestimmtes verzehrt hatte – was immerhin schon mal ein äußerst erfolgsversprechender Anfang war.

In erster Linie verdächtigte ich nun Getreideprodukte, da ich unter anderem gerade auch auf Weizen- und Roggenpollen hochgradig allergisch reagierte und tags zuvor auch noch Brot gegessen hatte. Und ich frage mich auch heute noch, weshalb ich nicht schon viel früher auf diesen vermeintlichen Zusammenhang gekommen war. Dennoch schien ich mich bei all meiner Logik wohl geirrt zu haben. Das fand ich allerdings erst etwas später heraus, weil es eine Zeit lang dauerte, bis ich mich endlich dazu durchringen konnte, vollständig auf fast alle üblichen Getreideprodukte zu verzichten. Wie heißt es doch in der Heiligen Schrift schon so treffend: „Der Geist ist willig, das Fleisch ist schwach." Und nicht selten schmecken einem gerade die Dinge am allerbesten, die einem am wenigsten bekommen. Traurig aber wahr! Da ich in der Zwischenzeit aber dennoch bemüht war, mich gesünder zu ernähren, gab es auch in Bezug auf zuckerhaltige Nahrungsmittel und Getränke nur alle paar Tage eine kleine Ausnahme. So konnte ich meinen Heuschnupfen während der Pollensaison zumindest einigermaßen im Zaum halten, ohne wirklich zu wissen, welche Dinge ihn am Ende nun tatsächlich auslösten. Als ich es dann irgendwann endlich geschafft hatte, dauerhaft alle vor allem glutenhaltigen Getreideprodukte aus meiner Ernährung auszuschließen, stellte ich etwas enttäuscht fest, dass mein Heuschnupfen im Frühling nach wie vor ausbrach. Und ich fragte mich: *Liegt es etwa doch (auch) am Zucker?*

Könnte es ebenso an Gewürzen wie Salz, Pfeffer oder Paprika etc. liegen? Ich liebte schon immer kräftig gewürzte Speisen ... was verdammt noch mal war es, das mir mein Leben im Frühling und Sommer so erschwerte? Ich dachte zwar darüber nach, allerdings blieb es auch erst einmal dabei. Denn ich war noch nicht bereit, schon wieder einen drastischen Einschnitt in Bezug auf meine Ernährung vorzunehmen oder umständlich herumzuexperimentieren. So gab ich mich erst einmal mit einer Linderung meiner Allergie-Symptome zufrieden.

Irgendwann im Sommer fiel mir etwas auf, das ich zuvor noch nie in der Intensität wahrgenommen hatte. Zuerst verzichtete ich einige Tage lang auf zuckerhaltige Nahrungsmittel und Getränke, sodass ich zumindest innerhalb meiner Wohnung trotz aller weit geöffneten Fenster kaum Probleme mit meiner Allergie hatte. Allerdings wusste ich zu diesem Zeitpunkt noch immer nicht, woran genau es nun lag, dass mein Heuschnupfen mir in dem Moment keine allzu großen Probleme bereitete, denn ich hatte meiner (Haut-)Gesundheit zuliebe auch auf andere Dinge verzichtet. Doch plötzlich erwischte es mich volle Breitseite! Am Tag zuvor hatte ich, von Getreideprodukten abgesehen, wieder mal einige Dinge gegessen und getrunken, auf die ich vielleicht besser verzichtet hätte. Und von jetzt auf gleich begann ich zu niesen, meine Nase triefte wie verrückt, meine Augen juckten, und in der folgenden Nacht riss mich ein Asthmaanfall aus dem Schlaf. Aber auch jetzt wusste ich wieder nur eines mit absoluter Gewissheit: Irgendetwas von dem, was ich gegessen oder getrunken hatte, enthielt den oder die Auslöser für meinen Heuschnupfen und die allergischen Asthmaanfälle!

In den kommenden Tagen beruhigten die Symptome sich wieder, weil ich ganz bewusst auf all das verzichtete, was ich durch den Ausbruch in Verdacht hatte. Etwa eine Woche später – an meiner Ernährungsweise änderte ich diesmal allerdings nichts – trank ich über den Tag verteilt erneut eine Flasche zuckerhaltige Limonade. Und auch am nächsten Tag übermannte mich mein Heuschnupfen wieder mit voller Wucht! Da endlich wusste ich, dass auch in meinem Fall **Zucker** zumindest einer der Hauptauslöser für all meine quälenden Heuschnupfen-Symptome war!

Nun, das hätte ich offensichtlich leichter und vor allem auch früher haben können, wenn mir nicht zuletzt mein Verstand nicht in die Quere gekommen wäre und ich nach dem Lesen des kleinen Ratgebers einfach nur auf Zucker verzichtet hätte. Vielleicht würde es mein eigenes Buch zu diesem Thema in diesem Fall aber gar nicht erst geben, was sicher schade wäre. Denn der Autor von „Heuschnupfenfrei in 3 Tagen" hat sein Buch mittlerweile wieder vom Markt genommen, obwohl die Mehrheit der Leser, die Rezensionen dazu verfassten, trotz der etwas unprofessionellen Aufmachung des Ratgebers einfach nur dankbar für die zwar wenigen aber doch sehr hilfreichen Informationen waren. Und ich denke, man wird lange suchen, unter seinen Allergie-Symptomen leiden und eine Menge Geld ausgeben müssen, bis man einen Arzt gefunden hat, der seine Patienten mit einer solch simplen Information einfach wieder nachhause schickt. *Wenn* man ihn denn überhaupt findet. Ein Heilpraktiker antwortete mir einmal, auch Ärzte würden immer nur das weitergeben, was sie selbst gelernt hätten. Das allerdings wage ich zu bezweifeln, und ich bin sicher, dass es viele Ärzte gibt, die ihr Wissen über bestimmte Dinge aus finanziellen Interessen ganz bewusst zurückhalten. Nein, ich verunglimpfe Ärzte *nicht* generell, wie eine Leserin mir zu unrecht vorwarf. Und es mag in der Tat ein paar sehr humane Ärzte geben, die sich bewusst auf die *echte Heilung* ihrer Patienten konzentrieren. Dennoch gibt es mittlerweile mehr als genügend „gute" Gründe für mich, Ärzte nur noch dann aufzusuchen, wenn ich keinerlei Möglichkeit sehe, mir in irgendeiner Sache selbst helfen zu können. Reine Symptombehandlung kann auf Dauer keine Lösung sein, und Kontrolle über den eigenen Gesundheitszustand zu haben, wo immer möglich, ist in jedem Falle besser als das blinde Vertrauen in fremde Menschen, die an meinem Leid verdienen. Dazu gehört selbstverständlich auch der Wille, den nötigen Einsatz zu bringen, sich eingehend über alternative Möglichkeiten zu informieren und wenn nötig, eben auch auf Dinge bzw. Nahrungsmittel und Getränke zu verzichten, die einem schaden. Ohne Rücksicht auf die eigene Gesundheit einfach weiter so zu leben wie bisher und sich dann dem „Onkel Doktor" in der Hoffnung, von ihm wieder geheilt zu werden, quasi „auszuliefern", ist ... (beenden kann diesen Satz jeder Leser so, wie es ihm beliebt). Ich möchte mit meinen klaren Worten aber wahrlich *niemanden* von Arztbesuchen abhalten. Jeder Mensch muss für sich selbst entscheiden, *was* er *wann* tun will oder für richtig hält, und nicht alle Ärzte sind schlecht. Das Hören auf die eigene innere Stimme ist immens wichtig, und wir alle können immerhin auch froh und dankbar sein, dass wir zumindest in Notfällen Mediziner haben, die uns in gewisser Weise helfen können. Dennoch wäre es meines Erachtens klug, sich nicht einfach bei jeder Gelegenheit in die Hände jedes x-beliebigen Arztes zu begeben und damit die Verantwortung für sich und die eigene Gesundheit quasi an ihn abzugeben. Wer sich selbst krankgemacht hat, kann sich in den allermeisten Fällen auch selbst wieder heilen, sofern der echte Wille dazu vorhanden ist. Und das ist er dann, wenn man bereit ist, auch wirklich ALLES Erforderliche für seine Genesung zu tun! Wenn aber ein Baum verdorbene Früchte hervorbringt, weil er von der Wurzel an krank ist, was nützt es ihm, wenn man seine Früchte einfach nur mit Medikamenten behandelt? Er wird weiter verdorbene Früchte hervorbringen! Und was nützt es *Ihnen*, wenn Sie beispielsweise Ihre Heuschnupfen-Symptome mit irgendwelchen Mitteln behandeln, obwohl die Wurzel Ihrer Erkrankung bzw. Allergie ganz woanders liegt? Doch dazu später noch ein wenig mehr ...

Als ich nun wusste, dass der Zucker mein Feind war, beschloss ich noch am selben Tag, vollkommen zuckerfrei zu leben, und bereits einen Tag später fühlte ich mich deutlich besser. Doch nicht nur, dass meine Heuschnupfen-Symptome sich innerhalb von wenigen Tagen stark verringerten, mein Allgemeinbefinden verbesserte sich zugleich zusehends. Nicht nur die allgemeine durch die Allergie hervorgerufene Abgeschlagenheit und Müdigkeit verschwand, ich spürte überraschenderweise plötzlich fast die gleiche extrem positive Energie, die ich während meiner Apfel-Fastenkur verspürt hatte. Und so außerordentlich gut hatte ich mich in der Regel noch nicht einmal außerhalb der Pollensaison gefühlt. Dass ich mir durch einen reinen Zuckerverzicht dieses außergewöhnlich gute (Körper-)Gefühl nun dauerhaft zurückholen konnte, auch ohne mich die ganze Zeit ausschließlich von frischen Äpfeln und klarem Wasser ernähren zu müssen, war für mich das nächste

Wunder! Während ich mich zuvor oft schlapp, müde, ausgelaugt, deprimiert und lustlos gefühlt hatte, sprühte ich jetzt vor Energie und Lebensfreude. Meine Gemütsverfassung besserte sich erheblich, ich war nicht mehr so leicht reizbar, und die heißen Tage des Sommers konnte ich erstaunlicherweise nun auch noch wesentlich besser ertragen als sonst. Heute machen mir Temperaturen von bis zu 30°C nicht mehr allzu viel aus, wenn es nicht gerade besonders schwül ist, während ich früher schon bei 25°C fast einging und schlechte Laune bekam. Ich fragte mich, wie das sein konnte, und entdeckte im Internet interessanterweise einige Berichte von Menschen, die ebenfalls festgestellt hatten, dass sie nach dem Genuss von Zucker viel mehr schwitzten. Und selbst meine sonst so übliche Morgenmufffelligkeit war plötzlich komplett verschwunden, und ich konnte den Tag schwungvoll und gut gelaunt beginnen.

Bei Durchzug nieste ich hin und wieder noch kurz – bis auf ein gelegentliches Naseputzen waren aber keine Maßnahmen und Medikamente mehr erforderlich. Was nach meinem Zuckerverzicht aber zunächst noch hartnäckig blieb, war mein Bronchialasthma. Ich war nicht ganz sicher, woran es lag, vermutete jedoch, dass die extrem angegriffenen Bronchien einfach noch eine gewisse Zeit brauchten, um sich erholen zu können. Als ich dann auf die Idee kam, auch noch auf meine täglichen zwei, drei Gläser Apfelschorle zu verzichten, beruhigten sich auch meine Bronchien endlich. Zwar hatte ich nur einen mit Wasser verdünnten 100-prozentigen Direktsaft getrunken, dem kein Haushaltszucker zugesetzt war, allerdings vermutete ich, dass selbst der aufgrund seiner hochkonzentrierten Natursüße einen ähnlich aller-

gieauslösenden Effekt auf mich haben könnte. Womit ich mich scheinbar nicht geirrt hatte. Das Trinken von gepressten und erhitzten
Fruchtsäften hat eben doch eine völlig andere Wirkung auf den Körper
als das Essen von frischem und unbehandeltem Obst.

Auch heute noch muss ich hin und wieder ein wenig niesen, wenn die
Pollen in besonders starker Konzentration in der Luft vorhanden sind,
und spüre ab und zu eine leichte Verengung meiner Bronchien. Ins-
gesamt aber sind die Allergie-Symptome seit dem Zuckerverzicht auf
ein Minimum zurückgegangen, und ich habe zugleich ganz deutlich an
positiver Lebensenergie gewonnen.

Allergien und der Darm

Wenn bei mir gesundheitliche Probleme auftreten, versuche ich immer auch, die eigentlichen Ursachen meiner Beschwerden anzugehen und mich nicht allein auf (die Aussagen der) Ärzte zu verlassen. Im Übrigen gilt für mich schon lange, was Kurt Tepperwein klugerweise in einem seiner Bücher schrieb: „Es gibt keine unheilbaren Krankheiten, es gibt nur unheilbare Menschen." Und Medikamente nehme ich nur noch in akuten oder *meines Erachtens* unerlässlichen Fällen. Es geht mir jedoch nicht darum, mein Leben krampfhaft verlängern zu wollen. Ich will die kostbare Zeit, die mir auf Erden (noch) bleibt, einfach nur so gut und so oft es eben geht genießen können! Und was ist ein Leben schon ohne Gesundheit? Auch wenn ich zu den sogenannten Genussmenschen gehöre, die gerne gut essen und trinken, und es mir nicht gerade jeden Tag leichtfällt, auf gewisse Dinge zu verzichten, lebe ich mittlerweile nach der Devise: Ich esse und trinke, um meinen Körper anständig zu nähren, damit er mir gute Dienste leisten kann, und nicht, um ohne Rücksicht auf meine Gesundheit in erster Linie meine Geschmacksknospen zu verwöhnen. Ich durfte feststellen, dass man auch relativ gesunde Lebensmittel sehr schmackhaft zubereiten und wunderbar mit ihnen leben kann. Und meine Geschmacksknospen danken es mir ohnehin nur wenig, dass ich ihnen zuliebe jahrzehntelang kaum Rücksicht auf mein physisches Wohlbefinden genommen habe.

Es könnte natürlich sein, dass *Sie* zu den Menschen gehören, denen allein das „Abstellen" ihrer Allergie-Symptome schon genügt, indem

Sie beispielsweise Nahrungsmittel und Getränke nicht mehr verzehren, die Zucker enthalten. Was immerhin auch schon einen recht großen Einschnitt in die sonst so übliche Ernährungsweise darstellt, wenn man einmal bedenkt, dass es heutzutage kaum noch Fertigprodukte gibt, die keinen Zucker enthalten. Wenn Sie aber zu jenen gehören, die wie ich die eigentlichen Ursachen ihrer Allergie angehen wollen, um sie von Grund auf zu beseitigen, können Ihnen die folgenden Hinweise aus diesem Kapitel sicherlich helfen.

Auf der Website des Deutschen Grünen Kreuzes entdeckte ich zum Thema Nahrungsmittel-Allergien folgende Aussage:

„Zucker besteht aus Molekülen (z.B. Glucose), die zu klein sind, um als Allergen zu wirken, und kann daher keine allergischen Symptome aus-lösen [...] Zucker muss daher aus allergologischer Sicht nicht gemieden werden."

Wo bitteschön ist *jetzt* die Dame aus dem Gesundheits-Forum, die lautstark *„Blödsinn"* ruft? Neben mir gibt es mittlerweile mehrere Menschen, die sich allein durch den Verzicht auf zuckerhaltige Nahrungsmittel und Getränke nicht zuletzt von ihren Heuschnupfen-Symptomen befreien oder sie zumindest stark lindern konnten. Im Übrigen werden Darmpilze (Candida albicans), die sich von Kohlen-hydraten ernähren, immer wieder auch für Nahrungsmittel-Allergien verantwortlich gemacht, wenn sie im Übermaß vorhanden sind, weil das gesunde Gleichgewicht der Darmflora gestört ist. Auch wenn Zu-ckermoleküle an sich angeblich nicht als Allergene wirken können –

das wage ich hier nicht zu beurteilen –, müsste Zucker meines Erachtens nicht nur aus allergologischer Sicht gemieden werden, weil er nicht zuletzt den gesamten Organismus übersäuert und extremst dazu beiträgt, Darmflora und Darmschleimhaut zu schädigen, was alle möglichen Krankheiten und Allergien begünstigt.

Etwa 80 Prozent unserer Immunzellen befinden sich im Darm, es dürfte also für jedermann nachvollziehbar sein, wie wichtig ein gesunder Darm für einen allgemein guten Gesundheitszustand ist. Und dafür, dass meine eigenen allergischen Symptome trotz des Zuckerverzichts noch nicht zu 100 Prozent verschwunden sind, mache ich meine gestörte Darmflora verantwortlich. Nach mehreren Antibiotika-Therapien und jahrzehntelanger ungesunder Ernährungsweise ist es kaum verwunderlich, dass die Darmflora aus dem Gleichgewicht geraten ist. Die guten und nützlichen Darmbakterien sind unverzichtbar für den Erhalt unserer Darmgesundheit. Sie siedeln an den Darmwänden und schützen so die sensible Darmschleimhaut.

Kleinkinder krabbeln auf dem Boden und nehmen alles, was sie dort finden, in den Mund. Eltern, die das sehen, greifen meist schnell ein und nehmen ihren Kindern diese Dinge mit den Worten „bah bah" wieder weg. Und natürlich sollte man aufpassen und seine Kinder nicht einfach alles in den Mund nehmen lassen. Vor Jahren beobachtete ich, wie sich der krabbelnde Sohn einer Bekannten auf der Gartenterrasse ein kleines Schneckenhäuschen samt Schnecke in den Mund schob. Er dachte wahrscheinlich es wäre ein Bonbon. Und selbstverständlich bat ich meine Bekannte sofort, das arme Tierchen mit seiner Behausung aus der gefährlichen Gefangenschaft zu befreien (*grins*). Aber es ist ganz gewiss **nicht** notwendig und im Grunde auch nicht gut für das Immunsystem eines Kindes, wenn man ihm alles, was es sich in den Mund schiebt, ganz schnell wieder wegnimmt. Wenn es beispielsweise an einem Bauklötzchen lutscht, das auf der Erde lag, dann nimmt es dabei auch nützliche Bakterien auf, die beim Aufbau einer gesunden Darmflora dienlich sein können – während die weniger guten Bakterien dazu dienen, das Immunsystem des Kindes zu trainieren, damit es sich vor schlimmeren Krankheiten schützen kann. Die Eigenart der krabbelnden Kleinkinder, sich alles in den Mund zu stecken, was sie finden, ist also alles andere als dumm, sondern der instinktive Versuch, das eigene Immunsystem zu stärken, das sie später dann natürlich auch wesentlich besser vor Allergien schützen kann. Eine Überbesorgtheit in diesem Fall könnte der Gesundheit des Kindes im Prinzip also sogar schaden.

Ist die Mikroflora gestört und liegen Stellen der Darmschleimhaut frei, können diese durch Nahrungsmittelbestandteile und Mikroben (Darmpilze, Viren etc.) stetig gereizt werden. Ist die chronisch entzündete Darmschleimhaut nach einiger Zeit dann auch noch durchlässig für unverdaute Nahrungspartikel, Giftstoffe und krankmachende Parasiten etc. geworden (Leaky-Gut-Syndrom), haben wir den Schlamassel: Einmal in den Blutkreislauf und über diesen in unsere Organe und Gewebe gelangt, vergiften sie den gesamten Stoffwechsel. Chronische Entzündungen, alle möglichen Krankheiten und nicht zuletzt Nahrungsmittelunverträglichkeiten sind die Folge. Unser überfordertes und deshalb überschießendes Immunsystem produziert mehr Antikörper als zur Unschädlichmachung der Eindringlinge nötig wären, was in Verbindung mit der dadurch erhöhten Hormonausschüttung zu Allergien führt. Um die eigentliche Ursache dieser Allergien beheben zu können, ist die Heilung bzw. Regeneration der durchlässigen Darmschleimhaut und ein gleichzeitiger Wiederaufbau der Darmflora erforderlich. Und auch wenn das den meisten Menschen verständlicherweise nur wenig gefällt: **Ohne eine entsprechende Ernährungsumstellung geht es leider nicht!** Schließlich war es *gerade* unser ungesunder Lebensstil, der uns die Probleme überhaupt erst bescherte. Und wie Hippokrates seinerzeit schon sagte:

> **„Eure Nahrungsmittel**
> **sollen Eure Heilmittel sein,**
> **und Eure Heilmittel**
> **sollen Eure Nahrungsmittel sein."**

Sie könnten mit einer Heilfasten-Kur beginnen, damit Ihr gequälter Verdauungstrakt sich beruhigen und Ihre angegriffene Darmschleimhaut sich wieder erholen kann. Holen Sie sich dazu bitte Unterstützung, zum Beispiel durch einen Arzt oder Heilpraktiker Ihres Vertrauens, damit Sie sich nicht ungewollt schaden. Oder gehen Sie nach der Anleitung vor, die Sie auf folgender Website finden können:

http://www.hausarzt-praxis-wolfratshausen.de/pdf/
Site-Downloads/ernaehrung/heilfasten_infoblatt.pdf

Wobei Sie in Bezug auf den im Infoblatt genannten Honig bedenken sollten, dass er ebenfalls in der Lage sein könnte, bei Ihnen einen Allergie-Schub auszulösen. Außerdem möchte ich an dieser Stelle noch einmal deutlich machen, dass ich in *keinerlei* Verbindung zu den Erstellern der PDF-Dateien stehe, die ich in diesem Buch anführe, um Ihnen zusätzliche Informationen ein wenig leichter zugänglich zu machen. Vielleicht mögen Sie bei dieser Gelegenheit noch einmal den Hinweis am Anfang des Buches auf **Seite 5** beachten? Sollte die eine oder andere Internet-Adresse nicht mehr gültig sein, wird es Ihnen sicherlich nicht allzu schwerfallen, selbst ganz hilfreiche Seiten zum jeweiligen Thema im Netz zu finden.

Des Weiteren kann die regelmäßige Einnahme von probiotischen Mitteln helfen. Es gibt Kapseln mit nützlichen und gesunden Milchsäurebakterien, die ganz unkompliziert eingenommen werden können. Ich persönlich habe dabei ganz gute Erfahrungen mit dem Präparat *Darmflora plus select* von Dr. Wolz gemacht. In jeder dieser Kapseln sind acht verschiedene Bakterienkulturen enthalten, die unbeschadet im Darm ankommen können, weil sie besonders vor Magen- und Gallensäure geschützt sind. Aber es gibt natürlich auch andere gute Produkte wie beispielsweise *Combi Flora* von Effective Nature oder *Multidophilus 12* von Solaray. Für welches Sie sich am Ende entscheiden, bleibt selbstverständlich Ihnen überlassen. Greifen Sie aber besser nicht einfach zum billigsten, nur weil Sie ein paar Euro sparen wollen. Ihre Gesundheit sollte Ihnen in jeglicher Hinsicht **das Beste** wert sein, insofern Sie es sich leisten können! Und überlegen Sie doch bitte einmal, wie wenig Sie in der Vergangenheit wahrscheinlich aufs Geld geachtet haben, wenn es darum ging, *ungesunde* Dinge zu essen und zu trinken. Richtig? Zusätzlich könnten Sie öfter einmal zu fermentierten Lebensmitteln wie *Sauerkraut* (natürlich roh) greifen. *Kombucha* und *Apfelessig* sollen ebenfalls sehr hilfreich sein. Auch der sogenannte *Brottrunk* wird oft zum Aufbau der Darmflora empfohlen, von dem ich selbst aber mittlerweile Abstand genommen habe, weil das Klebereiweiß *Gluten* darin enthalten ist. Unter anderem wird auch Gluten für das Entstehen des Leaky-Gut-Syndroms verantwortlich gemacht. Und nicht zuletzt in dieser Hinsicht wäre ein vollständiger Verzicht auf alle glutenhaltigen Nahrungsmittel/Getreide natürlich ebenso von Vorteil wie der völlige Verzicht auf Zucker. Womit ich natürlich **nicht** die pflanzlich gebundenen Kohlenhydrate meine, die unser Körper dringend zum Leben benötigt! Auch von *Milchprodukten* – oft wird leider auch Joghurt zum Wiederaufbau der Darmflora empfohlen – möchte ich Ihnen entschieden abraten. Nicht zuletzt, weil alle tierischen Eiweiße (die selbstverständlich ebenso in Fleisch, Fisch, Eiern, Käse etc. enthalten sind) ebenso wie Zucker bei regelmäßigem Verzehr den menschlichen Organismus extremst übersäuern, was Ihrer Genesung natürlich alles andere als zuträglich wäre. Und wie durch Gluten, Zucker und andere ungesunde bzw. unverträgliche Nahrungsmittel kann das sogenannte Leaky-Gut-Syndrom *gerade* auch durch den ständigen Verzehr von Kuhmilch(-Produkten) entstehen. Auch wenn ich *nicht* mit jeder einzelnen Aussage des Autoren der Infobroschüre auf folgender Website konform gehe, so halte ich das Lesen der in meinen Augen doch recht gelungenen PDF-Datei für sehr empfehlenswert:

https://www.praeventolife.de/files/Kuhmilch/
infobroschuere-leaky-gut-a5-pdf.pdf

Selbstverständlich kann sich jeder Leser aus dieser Infobroschüre das herauspicken, was er für sich persönlich als hilfreich und richtig erachtet. Um aber meinen eigenen Standpunkt deutlich zu machen, möchte ich an dieser Stelle ein paar Worte dazu äußern. Laut Broschüre untersuchte die *Stiftung Warentest* im Januarheft 2004 verschiedene Milchprodukte und gab auf S. 26 folgenden Kommentar ab:

„Es gibt Menschen, die halten Milchtrinken jenseits des Säuglingsalters für naturwidrig. „Der Mensch ist das einzige Lebewesen, das sich noch im Erwachsenenalter nicht von der Milch trennen kann", heißt es etwa im Internet."

Nun, wenn *ich* das Tiermilchtrinken der menschlichen Spezies nicht für naturwidrig halte, dann nur, weil es mittlerweile leider zur Natur des Menschen geworden ist, ohne Rücksicht auf seine Gesundheit Dinge zu konsumieren, die ihm nicht bekommen. Der Mensch ist nur zum sogenannten *„Allesfresser"* geworden, weil er sich im Laufe der Zeit angewöhnt hat, alles zu essen, was ihm in die Quere kommt, und nicht, weil sein Verdauungssystem sich mittlerweile perfekt an das Verdauen tierischer Nahrungsmittel angepasst hätte. Wäre dem so, gäbe es heute die meisten der sogenannten Zivilisationskrankheiten nicht! Die Menschheit beansprucht nicht zuletzt Vogelfutter (Getreide) für sich, indem sie es züchtet und Brot und Kuchen daraus backt, und missbraucht Kühe und andere Tiere für die Milchwirtschaft, um die abgezapfte Milch zu trinken und zu Käse und sonstigen im Grunde ekelhaften Dingen weiterzuverarbeiten. Wie ich meinen Lesern in meinem Ratgeber „Tschüss Heißhunger" (nicht mehr erhältlich) schon einmal riet: Verzichten Sie doch zumindest probeweise einmal für etwa 3-4 Monate auf alle Milchprodukte, um Ihren Gaumen von diesem Geschmack zu entwöhnen. Danach probieren Sie ganz genüsslich ein Stückchen Ihres Lieblingskäses! Wenn es Ihnen dabei geht, wie es mir selbst ergangen ist, werden Sie sich wahrscheinlich wundern, welch ekelhaften Nachgeschmack der Käse hat, den Sie höchstwahrscheinlich schon seit Ihrer Kindheit nicht mehr wahrnehmen. Aber wie heißt es im Volksmund doch so treffend: „Alle Affen, die da gaffen, machen hm-ta-ta." Ich bitte darum, den Hinweis auf die Affen nicht persönlich zu nehmen. Und nur weil Mamas und Papas ihren Kindern all das „vor-gekaut" haben, was heutzutage für normal gehalten wird, heißt das noch lange nicht, dass sich unser Verdauungssystem und Körper nicht mit all dem, was wir für adäquate Nahrung halten, herumquälen würde. Kälber sind klug genug, um zu wissen, wann der richtige Zeit-punkt gekommen ist, um fortan besser auf das Fressen von Gras um-zusteigen, weil ihr natürlicher Spürsinn nicht so verdorben ist wie der des Menschen. Dass aber selbst sehr viele renommierte Professoren und Wissenschaftler scheinbar nicht imstande sind, zu erkennen, wel-che Lebensmittel für den Menschen geeignet sind, macht sie zumindest in meinen Augen alles andere als vertrauens- bzw. glaubwürdig. Und entweder fehlt es einigen dieser Herrschaften an genügend *emotiona-ler* Intelligenz und Einsicht – ein Universitätsabschluss oder Titel macht noch lange keinen Weisen – oder aber sie sind nicht unabhängig und lassen sich für ihre ganz bewussten öffentlichen Falschaussagen von bestimmten Industrien bezahlen, denen die Gesundheit der Men-schen am Allerwertesten vorbeigeht, weil blinkende Dollarzeichen in den Augen die Sicht auf Menschlichkeit versperren.

Weiter heißt es laut Infobroschüre im Kommentar der Stiftung Warentest:

„Bei Kuhmilchkonsum könnten die Verdauungsorgane verkleben. Solche Behauptungen sind aus unserer Sicht Unfug, ja sogar gefährlich."

Ich frage mich allen Ernstes, in wie viele Gedärme die Mitarbeiter der Stiftung Warentest einen kompetenten Blick geworfen haben bzw. werfen konnten, bevor sie sich dazu herabließen, eine meines Erachtens kluge Behauptung einfach als Unfug zu bezeichnen? Wirklich gefährlich sind aus *meiner* Sicht ignorante Personen(-Gruppen), die in ihrer *scheinbaren* Kompetenz öffentlich irreführende Behauptungen aufstellen, denen viele Menschen ein großes, leider nicht selten auch blindes und vor allem *unverdientes* Vertrauen entgegenbringen! Womit ich mich hier **nicht** auf bestimmte Personen oder Gruppierungen beziehe – wenngleich die Stiftung Warentest mein persönliches Vertrauen als Verbraucherin schon längst nicht mehr genießt.

Gewöhnliche Menschen, die aufgrund eigener Erfahrungen neue Erkenntnisse vorzuweisen haben, werden oft belächelt, weil sie nicht zu den sogenannten Experten gehören, keinen akademischen Titel innehaben oder es noch keine wissenschaftlichen Studien gibt, die ihre Aussagen belegen könnten. Interessant wäre für mich aber zu wissen, wie viele Buttermilch-Schönheiten es schon gibt, weil in einer Fernsehwerbung suggeriert wird, das Trinken von Buttermilch mache schön, und wie viele der Menschen, die glauben, das Trinken von Kuhmilch sei gesund, je nach Beweisen dafür geschrien haben. Wenn *ich,* als „Nicht-Expertin", Ihnen nun sage, dass der regelmäßige Verzehr von Tiermilch(-Produkten) höchst ungesund für den Menschen ist und der Arzt, den Sie morgen fragen, ob das wahr ist, Ihnen erzählt, dass dies völliger Quatsch sei, **wem** glauben Sie dann? Werden Sie sich von ihm Beweise für seine Behauptung vorlegen lassen? Und falls ja, werden Sie recherchieren, ob diese Beweise aus *seriöser* Quelle stammen? Und **wer** behauptet, dass diese Quelle seriös ist? Ist dieser jemand selbst überhaupt seriös? Doch ganz gleich, wem Sie nun glauben oder auch nicht:

Stellen Sie am besten Ihre *eigenen* Studien an,
indem Sie versuchen herauszufinden,
wie es Ihnen OHNE bestimmte Nahrungsmittel
und Getränke geht!

Dass das Trinken von Kuhmilch für den Menschen alles andere als artgerecht ist, dürfte Ihnen allein Ihr gesunder Menschenverstand schon sagen, wenn Sie einmal *eigenständig* darüber nachdenken und sich nicht nur mehr oder weniger gedankenlos Ihren Gewohnheiten hingeben, so wie die meisten Menschen das zu tun pflegen, wenn es um ihre Ernährung geht. Ob Kuhmilchkonsum nun die Verdauungsorgane verkleben kann oder nicht, sei mal dahingestellt. Wenn aber immer mehr Menschen davon berichten, dass sie durch den Verzicht auf Milch(-Produkte) alle möglichen Krankheiten losgeworden sind, ist das meines Erachtens mehr als Grund genug, solche Berichte auch ernst zu nehmen. Diese Menschen verdienen in der Regel nichts daran, wenn sie ihre Erfahrungen an Bekannte, Verwandte, Besucher von Internet-Foren, in Blogs etc. weitergeben. Sie sind oft einfach nur froh und glücklich, dass sie endlich wieder beschwerdefrei leben können, und lieben es, anderen Menschen zu erzählen, wie sie das geschafft haben, weil sie ihnen die gleichen positiven Erfahrungen gönnen. Ist hingegen ein Geschäft im Spiel, sollten wir uns stets fragen: WER hat etwas davon, dass ich dieses oder jenes (weiterhin) konsumiere? Nicht jeder, der vertrauenswürdig erscheint, ist es auch. Und wir können nie wirklich wissen, was sich hinter irgendwelchen „Kulissen" abspielt, wer mit wem quasi unter einer Decke steckt und wer sich von wem unter Umständen großzügig dafür entlohnen lässt, dass er andere Menschen auf Kosten ihrer Gesundheit öffentlich ganz bewusst hinters Licht führt, nur um in die eigene Tasche wirtschaften zu können. Dem mittlerweile leider verstorbenen Autor Dr. Max O. Bruker, den meines Erachtens viele Ärzte zum Vorbild nehmen sollten, wurde von den Bossen einer gewissen Industrie nach eigener Aussage ein Blankoscheck vorgelegt, in den er sogar einen Millionenbetrag hätte einfügen können, wenn er bereit gewesen wäre, nicht länger öffentlich über die Schädlichkeit des Konsums von Kuhmilch bzw. Industriezucker zu schreiben. Da ich zwei seiner Bücher las („Zucker Zucker – Krank durch Fabrikzucker" und „Der Murks mit der Milch"), werden Sie mir sicherlich nicht verübeln, dass ich mich nicht mehr so recht entsinne, um welche Industrie es dabei ging. Zutrauen würde ich es jedenfalls beiden ...

Ich bezweifle, dass das Trinken von Kuhmilch für den Menschen im Gegensatz zu heute früher wirklich gesund war, wie der Autor der Infobroschüre behauptet. Auch den Verzehr von anderen Tiermilch-Produkten halte ich alles andere als für gesund, wenngleich für den einen oder anderen vielleicht auch etwas verträglicher als den von Kuhmilch-Produkten. Denn auch wenn Ziegen- und Schafsmilch angeblich kein oder wesentlich weniger Casein enthalten, das die Dünndarmschleimhaut verkleben könnte, übersäuern alle tierischen Eiweiße nachweislich den menschlichen Organismus, wie ich bereits erklärte. Wer aber allein das sogenannte Leaky-Gut-Syndrom in den Griff bekommen und dabei nicht vollständig auf Milchprodukte verzichten möchte, dem könnten die Ernährungs-Vorschläge aus der Broschüre eventuell ganz gut gefallen. Persönlich würde ich den Kauf von Produkten aus Ziegen- und Schafsmilch jedoch ebenso wenig empfehlen, ganz einfach, weil ich generell dagegen bin, dass unsere Mitgeschöpfe (genannt „Tiere") für die Gelüste von Menschen missbraucht werden. Dies muss allerdings jeder mit seinem eigenen Gewissen vereinbaren.

Eine überwiegend **basische** Ernährungsweise ist allerdings von äußerster Wichtigkeit, wenn Sie wieder vollständig gesund werden und vor allem auch bleiben wollen! Sicher gibt es auch Menschen, die alles Mögliche essen und trinken und dabei sehr alt werden. Diese Menschen verfügen offensichtlich über sehr starke Abwehrkräfte. Aber wer von uns weiß nach ihrem Ableben, wie alt sie noch geworden und auf welch *angenehmere Weise* sie am Ende gestorben wären, wenn sie sich ihr Leben lang artgerecht ernährt hätten. Forschern zufolge kann eine menschliche Zelle heutzutage ganze 130 Jahre alt werden, wenn sie anständig genährt und gepflegt wird. Und welcher Mensch weiß schon, wie lange sein Körper die ständige Überforderung, die eine nicht artgerechte Ernährung nun mal leider mit sich bringt, noch klaglos mitmacht? Allergien, wie Heuschnupfen und dergleichen, sind leider oft nur erste Anzeichen für spätere Folgeerkrankungen. Ich bin für Sie auf die Suche gegangen und habe eine Säure-Basen-Lebensmittel-Tabelle im PDF-Format gefunden, die Ihnen sicher ein wenig helfen kann, wenn Sie Ihre Ernährung entsprechend umstellen wollen:

**https://quantisana.ch/wp-content/uploads/2015/
07/tabelle-nahrungsmittel-saeurebasen.pdf**

Es ist **nicht** unbedingt erforderlich, dass die Lebensmittel, die wir essen, selbst basisch sind. Wichtig ist, dass sie *Basen bildend* sind! So wird zum Beispiel die äußerst saure Zitrone von unserem Körper basisch verstoffwechselt. Sollte die Tabelle nicht mehr abrufbar sein, halten Sie einfach nach ähnlichen Tabellen Ausschau, das Internet ist voll davon. Oder legen Sie sich stattdessen ein gutes Buch zu, das sich speziell mit basischer Ernährung befasst und auch noch eine Menge Rezeptideen vorzuweisen hat. In jedem Falle aber sollte Ihre tägliche Ernährung zu etwa 80 Prozent Basen bildend sein!

Präbiotika, wie zum Beispiel *Inulin* (nicht zu verwechseln mit dem Hormon Insulin), können helfen, die nützlichen Milchsäurebakterien in Ihrem Darm zu ernähren. Allerdings müssen Sie ausprobieren, ob die Einnahme von Inulin (ein pflanzlicher Ballaststoff) bei Ihnen einen Allergie-Schub verursachen kann, weil es sich auch hierbei um eine Zuckerart handelt.

Ich habe übrigens feststellen müssen, dass meine Heuschnupfen-

Symptome ganz plötzlich wieder auftraten, wenn ich während einer Mahlzeit ausschließlich Kartoffelgerichte, wie Pommes frites oder Bratkartoffeln, gegessen hatte, die ja bekanntlich sehr kohlenhydratreich sind. Wenn ich Kartoffeln mit genügend Gemüse oder Salat kombiniere, tritt dieses Problem nicht auf.

Bei einer überwiegend basischen Ernährungsweise kann sich die Darmflora im Laufe der Zeit natürlich auch von selbst wieder regenerieren. Sie können mit den entsprechenden Mitteln, die ich bereits erwähnte, zwar sehr gut nachhelfen, damit es schneller geht – eine dauerhafte Ansiedlung der nützlichen Bakterienstämme ist allerdings nur möglich, wenn das richtige Milieu im Darm vorherrscht und der Säure-Basen-Haushalt Ihres Körpers ausgewogen ist. Viele Menschen haben nur wenig oder kurzfristigen Erfolg mit der Anwendung von Darmflora aufbauenden Präparaten, weil sie ihre Ernährung nicht umstellen und die nützlichen Darmbakterien sich in einem zu sauren Milieu einfach nicht wohlfühlen.

Wenn eine Allergie, wie beispielsweise der Heuschnupfen, tatsächlich mit dem Darmpilz *Candida albicans* zusammenhängt – dazu gibt es leider ebenfalls konträre Aussagen –, der sich aufgrund eines übersäuerten Milieus im Darm ungünstig ausbreiten konnte, dann wäre es neben einem dauerhaften Zuckerverzicht natürlich besser, eine gewisse Zeit lang ganz besonders auch auf die süßesten Obstsorten zu verzichten. Dieser Pilz kann sich zwar von *allen* kohlenhydrathaltigen Nahrungsmitteln, die wir zu uns nehmen, ernähren, allerdings genügt es nach Aussagen einiger Fachleute, während einer Darmsanierung die

Lebensmittel zu meiden, die ganz besonders hochkonzentrierte Kohlenhydrate (Fabrikzucker, Auszugsmehle etc.) enthalten. Wenn der Verzehr von Zucker und sehr kohlenhydratreichen Lebensmitteln Allergie-Symptome hervorrufen kann, spricht das meiner Ansicht nach *dafür*, dass Candida albicans einer der Hauptverantwortlichen für den Ausbruch von Pollenallergien etc. sein könnte. Durch das geballte Zuführen von Kohlenhydraten kann sich der Pilz schlagartig vermehren und ausbreiten, wenn gesunde Bakterienkulturen ihn nicht in Schach halten können, weil in einer gestörten Darmflora zu wenige von ihnen vorhanden sind. Hier die Internet-Adresse zu einer weiteren äußerst informativen PDF-Datei:

http://www.josef-stocker.de/candida.pdf

Zu einem kompletten Zuckerverzicht wird nach Aussagen des Autoren der Info-Datei heute nicht mehr geraten, weil der Pilz bei zu wenig Nahrung sonst aktiver werden und versuchen würde, sich durch die Darmwand zu bohren, um sich von dem im Blut gelösten Zucker zu ernähren. Da der Pilz sich aber, wie schon erwähnt, von *allen* Kohlenhydraten ernähren kann, stellt der vollständige Verzicht auf Fabrikzucker in dieser Hinsicht **keinerlei** Problem dar. Ganz im Gegenteil! Und wenn Sie auf (etwas) gesündere Lebensmittel, wie Gemüse, eher säuerliche Obstsorten, Hülsenfrüchte und Vollkornreis etc., nicht verzichten, nehmen Sie immer noch mehr als genügend Kohlenhydrate auf. Falls Sie die in dem Artikel empfohlenen Substanzen *Zink*, *Calcium* und *Chrom* einnehmen wollen, halten Sie Ausschau nach pflanzlichen bzw. organischen Nahrungsergänzungsmitteln, mit denen unser Körper wesentlich mehr anfangen kann. Zudem empfehle ich Ihnen in jedem Falle die regelmäßige Einnahme von Magnesium, am besten in Form von *Magnesiumchlorid* aus dem Toten Meer. Magnesium verhindert, dass sich Calcium an den falschen Stellen im Körper ablagern und so dort Schaden anrichten kann, und ist in der Lage, bereits bestehende Kalkablagerungen wieder abzutragen. Darüber hinaus hat die Einnahme von Magnesium noch viele weitere Vorteile, über die Sie sich einmal informieren sollten:

**http://www.semmelweis.de/pdf/13_seeger_
magnesium.pdf**

Doch dies nur am Rande. Ebenso wie der Hinweis, dass Sie Nahrungsergänzungsmittel bzw. unterschiedliche Mineralstoffe, wie Magnesium und Calcium, nicht einfach gleichzeitig einnehmen sollten. Machen Sie sich in Ihrer Apotheke oder im Internet schlau (suchen Sie nach möglichst seriösen Webseiten), welche Anwendungshinweise zu beachten sind. Beispielsweise sind Magnesium und Calcium Antagonisten (Gegenspieler), und wenn zu viel Calcium im Blut zirkuliert, kann Magnesium nicht mehr in genügender Menge aufgenommen werden.

Im Übrigen bin ich dafür, dass der Hefepilz Candida albicans nur mit speziellen Antipilzmitteln bekämpft wird, wenn körperliche Beschwerden schon zu sehr überhandgenommen haben und den Patienten im Leben mehr oder weniger stark einschränken. Denn man sollte **nie** vergessen, dass viele dieser Mittel, auch wenn es sich dabei um natürliche Antibiotika wie dem Oreganoöl handelt, nicht nur antifungal wirken, sondern auch die kleinen Nützlinge in unserem Darm vernichten können, die meist ohnehin schon nicht in ausreichender Zahl vorhanden sind. Außerdem, so heißt es zumindest, könne Candida albicans Schwermetalle binden, was ein verstärktes Freisetzen dieser giftigen Metalle im Körper bedeuten würde, wenn Sie den Pilz bekämpfen. Führen Sie eine Antipilz-Kur also bitte **niemals** einfach unbedacht durch, sondern informieren Sie sich zuvor *eingehend*, damit Sie sich nicht unnötig schaden. Die Gifte, die der Darmpilz bei seiner Bekämpfung freisetzt, müssen in jedem Falle mit geeigneten Mitteln, wie *Bentonit* oder *Chlorella* etc., gebunden und aus dem Körper geleitet werden. Wie Sie das tun können, erfahren Sie sicher recht leicht bei Ihrer weiteren Recherche. Bitte haben Sie Verständnis dafür, dass ich in diesem kleinen Buch nicht bei jedem einzelnen von mir angesprochenen Punkt bis ins kleinste Detail gehen kann. Bei relativ leichten Beschwerden würde ich jedenfalls immer zuerst versuchen, den Pilz mit einer einfachen Darmreinigung und -sanierung zurückzudrängen. Sie könnten beispielsweise *biologisches Kokosöl* in Ihre tägliche Ernährung einbinden, um Pilze und schädliche Bakterien in ihre Grenzen zu weisen, und auch das bereits erwähnte *Schwarzkümmelöl* soll gegen Pilze wirksam sein. Die regelmäßige Einnahme von *Flohsamenschalen* (ein pflanzlicher Ballaststoff) eignet sich übrigens hervorragend zur sanften aber effektiven Reinigung des Darms. Die feinvermahlenen Schalen entfernen nur krankmachende Stoffe, wie Würmer, Pilze, schädliche Bakterien etc., aus dem Darm und können sogar hartnäckige Kotablagerungen beseitigen. Das tägliche Essen von *Erdmandelflocken* (Chufas-Nüssli) kann ebenfalls dazu beitragen, Candida albicans aus dem Darm zu vertreiben. In einem **ge-**

pflegten Darm können sich Pilze und andere mehr oder weniger schädliche Parasiten nur schwer halten.

Wie Sie sehen, ist der Darm nicht zuletzt in Bezug auf Allergien ein äußerst wichtiges Thema, und ich rate Ihnen dazu, ihm von jetzt an mehr Beachtung zu schenken. Er ist es mehr als wert, denn:

Nur wenn sein Darm gesund ist,
kann auch der Mensch gesund sein!

Gute Gründe für einen dauerhaften Zuckerverzicht

Selbstverständlich kann ich nicht wissen, ob (allein) der Verzehr von Zucker auch in *Ihrem* persönlichen Fall der Auslöser für Ihre Allergie-Symptome ist, nur weil dies bei mir und vielen anderen Menschen der Fall ist, weshalb ich in der Einleitung dieses Buches die Worte *„unter Umständen* innerhalb von nur wenigen Tagen" verwendete. Eine Dame, von der ich im Internet las, stellte fest, dass ihre Heuschnupfen-Symptome im Frühling und Sommer nur auftraten, wenn sie eine ganz bestimmte Obstsorte verzehrt hatte. Eine andere berichtete, dass ihre Allergie-Symptome zwar zum größten Teil zurückgingen, wenn sie auf Zucker verzichtete, sie aber erst vollkommen beschwerdefrei war, nachdem sie zusätzlich auf alle Weißmehlprodukte verzichtet hatte. So sehr hatte ich mich beim Zusammenhang zwischen dem Ausbruch von Heuschnupfen- bzw. Allergie-Symptomen und dem Essen von Getreideprodukten dann wohl doch nicht geirrt. Im Prinzip ist also *vieles* möglich. Und ich kann nicht erwarten, dass ich jedem einzelnen Leser allein mit dem Rat, auf Zucker zu verzichten, kurzfristig helfen kann, weshalb ich Ihnen nicht zuletzt mit dem Kapitel 'Allergien und der Darm' eine Möglichkeit bieten wollte, sich in jedem Fall *nachhaltig* selbst helfen zu können. Wenn Sie Ihre Allergie-Symptome durch einen einfachen Zuckerverzicht noch nicht loswerden sollten, bleibt Ihnen leider nichts anderes übrig, als zu versuchen, selbst herauszufinden, welche Nahrungsmittel, Genussmittel und/oder Getränke Ihre Allergie-Schübe auslösen können. Doch bin ich mir sicher, dass allein schon das Wissen, dass Ihre Allergie *ernährungsbedingt* ist, Ihnen weiterhelfen kann. Auch wenn einige unter Ihnen das vielleicht schon wussten, so gibt es doch leider immer noch viel zu viele Menschen auf diesem Planeten, die *nicht* wissen, dass ihre Ernährungsweise für den Ausbruch bzw. das Entstehen von Allergien sorgt.

Sie haben jetzt von mir erfahren, was Ihnen einerseits helfen könnte, Ihre Allergie-Symptome relativ schnell unter Kontrolle zu bringen, und was andererseits zu tun wäre, wenn Sie Ihre Allergie(n), vielleicht sogar auch andere Erkrankungen, früher oder später ganz besiegen wollen. Aber wie sagte Johann Wolfgang von Goethe schon einst so weise:

> **„Es ist nicht genug, zu wissen,**
> **man muss auch anwenden;**
> **es ist nicht genug, zu wollen,**
> **man muss auch tun.“**

Da ich aber aus eigener Erfahrung weiß, dass es nicht gerade leicht ist, auf Nahrungsmittel und Getränke zu verzichten, die man liebt, möchte ich Ihnen an dieser Stelle noch ein paar Fakten nennen, die Ihnen Ihre Entscheidung zu einem dauerhaften Zuckerverzicht hoffentlich erleichtern können, damit Sie entweder Ihre Allergie-Symptome so schnell wie möglich in den Griff bekommen oder aber Ihrer Gesundheit ganz allgemein etwas Gutes tun können. Im Grunde bin ich die Letzte, die dafür ist, Menschen ins Bockshorn zu jagen. Da es in Sachen Ernährung oft aber leider *gerade* die negativen Fakten sind, die einen Menschen dazu bewegen können, seine Ernährungsweise ernsthaft zu überdenken und ggf. zu ändern, werden Sie mir hoffentlich vergeben, dass ich nun ein paar physische sowie psychische Probleme aufzähle, die laut Fachleuten durch den Verzehr von gewöhnlichem Haushaltszucker entstehen können:

- **Müdigkeit**
- **Schlappheit**
- **Antriebslosigkeit**
- **Energielosigkeit**
- **Burnout-Syndrom**
- **Depressionen**
- **Stimmungsschwankungen**
- **Angstzustände**
- **Nervosität**
- **Reizbarkeit**
- **Geistige Verwirrtheit**
- **Konzentrationsschwäche**
- **Schlafstörungen**
- **Chronische Entzündungen**
- **Hautkrankheiten**
- **Haarausfall**
- **Übergewicht**
- **Diabetes Typ 2**
- **Karies**
- **Magen-/Darmprobleme**
- **Menstruationsbeschwerden**

- Pilzerkrankungen
- Hyperaktivität
- ADHS-Syndrom
- Aggressivität
- Hoher Blutdruck
- Alzheimer
- Arthrose
- Atherosklerose
- Osteoporose
- Vorzeitige Zell- und Hautalterung
- Krebs
- Vergesslichkeit
- Verminderte Lernfähigkeit
- Abbau von Gehirnsubstanz
- Vitamin-/Mineralstoffmangel

Wie viele gesundheitliche Probleme der Verzehr von Zucker am Ende tatsächlich auslösen kann, steht in den Sternen. Nicht zu vergessen sind natürlich all die Probleme, die durch eine chronische Übersäuerung des Körpers entstehen, die nicht zuletzt der ständige Zuckerkonsum zu verantworten hat.

Wenn Sie sich nun entschieden haben sollten, vollständig auf Zucker zu verzichten, rate ich Ihnen, stets einen *sehr genauen* Blick auf die Zutatenliste von Fertigprodukten zu werfen, denn es gibt eine Menge Zuckeraustauschstoffe und Bezeichnungen für Zucker, mit denen viele Hersteller versuchen, uns hinters Licht zu führen. Was ihnen leider oft auch gelingt, denn viele Menschen glauben, wo „Zucker" nicht draufsteht, da ist Zucker auch nicht drin. Irrtum! Achten Sie unter anderem also auch auf folgende Begriffe (die Liste erhebt keinen Anspruch auf Vollständigkeit):

- **Glukose(-Sirup)**
- **Fruktose(-Sirup)**
- **Dextrine**
- **Dextrose**
- **Maltodextrin(e)**
- **Maltose**
- **Malzextrakt**
- **Lactose**
- **Raffinade**
- **Saccharose**
- **Mannit**
- **Maltit**
- **Xylitol/Xylit**
- **Traubenfruchtsüße**
- **Apfelsüße**
- **Fruchtsüße**

Auch jegliche Art von **Honig** und **Dicksäften** enthält *sehr viel* natürlichen Zucker, der Ihre Allergie-Symptome auslösen könnte. Mit der Betonung auf „könnte". Nicht zuletzt das Zentrum-der-gesundheit.de sagt zwar: „Den krankmachenden Bakterien, Pilzen und Parasiten ist es wirklich egal, ob sie sich vom raffinierten Zucker oder von hochwertigeren Sorten ernähren. Für sie spielt die Qualität der Süsse keine Rolle." Jeder Mensch ist und reagiert auf verschiedene Stoffe allerdings ganz individuell. Jedenfalls gibt es Stimmen, die gegen Heuschnupfen und Candida albicans sogar ganz explizit Honig empfehlen. Was soll ich sagen: Probieren Sie es aus, wenn Sie mögen. Empfohlen wird in dem Fall beispielsweise dreimal täglich 1 Teelöffel Manuka-Honig MGO 400+. Ein sehr teurer Honig, mit dem mehrere Menschen schon gute Erfahrungen gemacht haben wollen. In meinem persönlichen Fall hatte sich mein Bronchialasthma nach einem Versuch allerdings *dramatisch* verschlimmert, weshalb ich ganz schnell wieder die Finger auch vom Honig ließ. **Also bitte Vorsicht bei Experimenten!**

Von chemischen Süßstoffen, wie *Saccharin, Aspartam, Cyclamat, Acesulfam K* etc., möchte ich Ihnen jedoch *generell* abraten, da sie längst nicht so unbedenklich sind, wie die Hersteller uns gerne weismachen würden. Hinter folgender Webadresse finden Sie noch eine weitere informative PDF-Datei zum Thema Aspartam (bis Seite 3):

http://josef-stocker.de/aspartam.pdf

Falls diese Datei nicht mehr abrufbar sein sollte, informieren Sie sich bitte *unbedingt* über das Thema Süßstoffe, wenn Ihnen Ihre Gesundheit lieb ist!

Am Schluss möchte ich Sie aber nicht einfach nur mit all den negativen Informationen über den Zuckerkonsum zurücklassen, sondern Ihnen auch noch ein paar positive Ergebnisse aufzählen, die Sie erwarten dürfen, wenn Sie künftig auf Zucker verzichten:

- **Glattere, weichere Haut**
- **Frischeres, jugendlicheres Aussehen**
- **Mehr Energie und Vitalität**
- **Weniger Müdigkeit**
- **Bessere Laune**
- **Größere Belastbarkeit**
- **Stärkere Konzentrationsfähigkeit**
- **Leichtere Gewichtsreduktion**
- **Besseres Allgemeinbefinden**
- **Geringere Allergie- u. Krankheitsneigung**
- **Höhere Lebenserwartung**
- **etc. pp.**

Natürlich sind das nur ein paar der Vorteile, die Sie nach Ihrem Zuckerverzicht genießen dürfen. Und am besten finden Sie selbst heraus, wie es sich *anfühlt* und *ist*, ohne Zucker zu leben.

Nur Mut,
das Leben ohne Zucker
wird auch weiterhin lebenswert
und sogar noch viel angenehmer sein!

Mir bekommt es jedenfalls *ausgesprochen* gut. Und am Ende war es alles andere als schwer für mich, darauf zu verzichten, weil mir ganz einfach klar wurde, dass neben der Liebe gerade auch die Gesundheit das kostbarste Gut auf Erden ist. Und für beides bin ich gerne bereit, all das aufzugeben, was dem Gegenteil dient.

Auch *Ihnen* wünsche ich diese Kraft! Und damit es Ihnen ein wenig leichter fällt, sie zu finden, abschließend noch ein paar Tipps und Hinweise. Ernährungswissenschaftler stellen raffinierten Zucker heute nicht grundlos auf eine Stufe mit Rauschmitteln wie Nikotin und Kokain, weil er scheinbar ähnliche Prozesse im Gehirn auslösen kann wie besagte Drogen. Wenn Sie also bemerken sollten, dass es Ihnen wirklich schwerfällt, auf alles Zuckerhaltige zu verzichten, dann kann das durchaus ein Zeichen für Ihre physische Abhängigkeit sein. In dem Fall bleibt Ihnen leider nichts anderes übrig, als Zucker (auch in Form von Alkohol) *konsequent* zu entziehen und **auch auf kleine Ausnahmen zu verzichten!** Wenn der Drang, zuckerhaltige Nahrungsmittel und Getränke zu verzehren, Sie überkommt, stellen Sie sich einfach ein ekelhaftes, gefräßiges Monster in Ihrem Bauch vor, das ständig nach Zucker giert und Sie mit aller Macht dazu bewegen will, weiter Zucker zu verzehren. Visualisieren Sie, wie Sie dieses widerwärtige, sabbernd lechzende Biest durch den Verzicht auf zuckerhaltige Produkte Tag für Tag ein wenig mehr aushungern – bis es immer kleiner wird und Sie es drei Wochen später verendet ausgeschieden haben. Ob Sie es glauben oder nicht, diese einfache mentale Technik, die Allen Carr in seinem Buch „Endlich Nichtraucher!" in Bezug auf die Droge Nikotin empfiehlt, hat mir selbst vor einigen Jahren überraschend gut dabei geholfen, nach Jahrzehnten endlich von meiner Kettenraucherei loszukommen.

Nach etwa 2-3 Wochen werden Sie bemerken, dass das Verlangen langsam nachlässt bzw. plötzlich ganz verschwunden ist. Wenn Sie während des Entzuges unter Gereiztheit und Stimmungsschwankungen leiden, sind das ganz normale Entzugserscheinungen, die ebenfalls Zeichen Ihrer körperlichen Abhängigkeit sein können. Das legt sich relativ rasch wieder! Und nach einer Weile des Verzichts werden Ihnen die meisten künstlich gesüßten Dinge wahrscheinlich ohnehin nicht mehr besonders schmecken, weil Ihre Geschmacksnerven wieder sensibler geworden sind und Sie daher vieles von dem, was Ihnen vorher gut geschmeckt hat, als viel zu süß empfinden. Dann wird Ihnen bewusst, was Sie Ihrem Körper all die Jahre zugemutet haben. Ich persönlich esse neben süßem Obst, wie Orangen, Bananen, Erdbeeren und Äpfeln etc., mittlerweile viel lieber würzige Speisen. Nach den üblichen Süßigkeiten habe ich kaum noch Verlangen, obwohl *gerade ich* zu den sogenannten Naschkatzen gehörte, die ohne Unterlass zu gezuckerten Dingen griff.

Wenn Sie auswärts essen gehen oder bei Freunden und Verwandten zum Essen eingeladen sind, dürfte es kein Problem sein, den Köchen den Hinweis zukommen zu lassen, dass weder Zucker noch andere Süßungsmittel in den Gerichten verwendet werden sollen. Das geht selbstverständlich nur, wenn Sie künftig nur noch frisch zubereitete Mahlzeiten essen, bei denen der jeweilige Koch keine zuckerhaltigen Fertigprodukte verwendet.

Jeder Mensch muss natürlich für sich selbst entscheiden, was ihm wichtiger ist: Gesundheit **oder** Völlerei. Beides zusammen geht leider oft nicht! Wenn *Sie* sich für Ihre Gesundheit entscheiden:

Herzlichen Glückwunsch,

Sie werden sehen, es lohnt sich!

Dein Körper –
Spiegelbild Deines Geistes!

Zu guter Letzt sollte bei aller Fixiertheit auf das Physische (den Körper) jedoch nicht vergessen werden, dass gerade auch die Psyche des Menschen einen *erheblichen* Einfluss auf seine Gesundheit hat. Und wenn eine Krankheit tatsächlich nicht geheilt wird oder wurde, dann nur, weil der Kranke entweder nicht in der Lage ist bzw. war, die wahre Ursache hinter seiner Krankheit zu erkennen, oder er ist/war bewusst oder unbewusst nicht fähig oder willens, diese Ursache aus der Welt zu schaffen. Man mag es kaum glauben, aber es gibt in der Tat sehr viele Menschen in dieser Welt, die aus den unterschiedlichsten Gründen ihr Heil in einer Krankheit suchen und sie aus (unerkannten, tiefsitzenden) Ängsten heraus sogar pflegen. Selbst dann, wenn sie nach außen hin völlig überzeugt davon zu sein scheinen, körperlich wirklich gesund werden zu wollen. Was glauben Sie, wie viele Menschen es allerdings lieber vorziehen würden, ihren Heuschnupfen und ihr allergisches Asthma zu behalten und regelmäßig teure und schädliche Medikamente zu schlucken, aus Angst, sonst auf ihr tägliches Stück Kuchen verzichten zu müssen? Ich habe eine Bekannte, die unter Diabetes leidet und immer dicker, schwächer und kränker wird. Auf meine Frage, ob sie es noch nicht geschafft habe, genügend abzunehmen, da ihr Arzt ihr mitgeteilt hatte, dass sie ihre Erkrankung dadurch sogar wieder loswerden könne, antwortete sie, dass sie außer dem leckeren Essen im Leben ja schließlich sonst nichts hätte und es ihr ohnehin schon schlecht genug ginge. Fakt ist: Sie ist durch dieses „leckere Essen" überhaupt erst krank geworden, will darauf aber keinesfalls verzichten, weil es ihr durch ihre Krankheit ja ohnehin schon schlecht genug ginge und sie das Essen brauche, damit es ihr wenigstens psychisch besser ginge. Ist das logisch? Nun, im ersten Moment klingt das sicherlich nur dumm. Höchstwahrscheinlich aber braucht meine Bekannte „für ihr Seelenheil" ganz dringend den Geschmack des leckeren Essens, der ihr ein gutes, beruhigendes Gefühl vermittelt, das sie sich in ihrem Leben offensichtlich nicht auf andere, gesündere Weise holen konnte und kann. An diesem Punkt hat für sie die physische Gesundheit nun einmal wesentlich geringere Priorität. Und viele bringen sich selbst lieber in Raten um, damit ihre emotionale Seite auf die (scheinbaren) Vorzüge irgendwelcher Drogen, wie Nikotin, Alkohol, Schokolade, Zucker etc., nicht zu verzichten braucht. Im Prinzip könnte ich ein ganzes Buch füllen mit Gründen, die manche Menschen dazu veranlassen, ihre körperlichen Erkrankungen weiterhin zu pflegen, obwohl sie darunter Qualen leiden.

Ich selbst habe die Hitze des Sommers immer schon gehasst. Dies wurde noch verstärkt, als mein damaliger Stiefvater meine Mutter und mich während eines Ausfluges dazu nötigen wollte, bei der größten Hitze, die ihm selbst nur wenig auszumachen schien, einen Berg hochzuwandern. Die erdrückende Schwüle und sein hartnäckiges Drängen machten mich so wütend, dass ich plötzlich kaum noch Luft bekam. So wurde Gott sei Dank nichts aus der Bergbesteigung, und wir gingen stattdessen in ein nahegelegenes Lokal und nahmen kühle Getränke zu uns. Das war nur einige Zeit vor dem Klassenausflug durch den Schrebergarten, und ich denke, dass dieses Erlebnis einer der tieferliegenden Auslöser für meinen Heuschnupfen und mein späteres Asthma war. Im

Grunde war ich schon immer allergisch auf Hitze. Kein Wunder also, dass diese „Allergie" auf körperlicher Ebene früher oder später in irgendeiner Form zum Ausdruck kam. Zeit also zu fragen:

Wogegen sind *Sie* mental gesehen allergisch?

Was oder *wen* würden Sie am liebsten aus Ihrem Leben verbannen? Was können Sie nicht leiden? Welche Umstände können Sie nur schlecht ertragen? Welche Ereignisse aus Ihrer Kindheit/Jugend schleppen Sie auch heute quasi noch mental mit sich herum? Was geschah, kurz bevor Ihre Allergie zum ersten Mal ausbrach? Denken Sie bitte einmal *intensiv* darüber nach, und machen Sie sich am Ende des Buches ein paar Notizen dazu, damit Sie wichtige Gedanken nicht gleich wieder vergessen.

Erkenntnis kann sehr heilsam sein!

Auch wenn Ihnen beispielsweise allein das Weglassen des Zuckers schon Ihre Allergie-Symptome nehmen oder sie zumindest stark lindern kann – was ich Ihnen natürlich wünsche –, werden Sie womöglich wieder zu zuckerhaltigen Nahrungsmitteln und Getränken greifen, solange Sie sich mit der *wahren Ursache*, die oft sehr viel tiefer sitzt, nicht in irgendeiner Form auseinandergesetzt und ausgesöhnt haben. Ihr wahres Selbst weiß, was es zu tun hat, wenn es bestimmte Dinge erreichen möchte. Die Wahrheit ist:

Ihr Körper ist nur ein Spiegelbild Ihres Geistes!

Und selbst wenn Ihnen auf Verstandesebene noch nicht bewusst war, dass der Verzehr von Zucker und/oder anderen Dingen Ihre Allergie-Symptome heraufbeschwören kann, so wusste und weiß Ihr Geist das sehr wohl. Und zwar schon lange!

Ich selbst brauchte wahrscheinlich einen triftigen Grund, um vor der Sommerhitze fliehen zu können, und mein Heuschnupfen lieferte mir eine hervorragende Ausrede dafür, mich so oft wie möglich in der vergleichsweise kühlen Wohnung aufhalten zu können. Auch wenn Krankheiten bzw. Allergien für die Betroffenen oft sehr quälend sind, haben sie doch immer einen tieferen Sinn und können manchmal sogar vor (scheinbar) Schlimmerem bewahren.

Wobei hilft *Ihnen* Ihre Allergie, oder wovor bewahrt Sie Ihr Asthma?

Selbst wenn Sie diese Frage im ersten Moment vielleicht lieber als dumm abtun würden, weil Sie sich keinesfalls vorstellen können, dass Ihre Allergie Ihnen irgendeinen Vorteil verschaffen könnte, denken Sie *sich selbst zuliebe* doch bitte einmal *ganz ernsthaft* darüber nach. Vielleicht kommen Sie dabei auf eine Antwort, die Sie überraschen wird ...

Was *mich* angeht, habe ich irgendwann einfach beschlossen, mich mit dem Sommer anzufreunden, auch wenn mir das aufgrund meiner Allergie-Symptome und der zeitweiligen Hitzewellen, die ich ehrlich gesagt immer noch nicht besonders mag, nicht gerade leichtfiel. Aber zumindest verspüre ich heute längst nicht mehr diese abgrundtiefe Abneigung gegen diese Jahreszeit. Und ganz plötzlich sah ich einen relativ einfachen Weg, mich von all den Symptomen zumindest weitestgehend befreien zu können. Ist das Zufall? Nein! Aus eigener Erfahrung weiß ich, dass es Zufälle nicht gibt. Das, was wir benötigen, fällt uns im richtigen Moment zu, wenn die Zeit reif ist! Vielleicht haben Sie jetzt noch nicht die mentale Kraft, all die Dinge aus Ihrer Ernährung auszuschließen, die Ihnen schaden bzw. Ihre Allergie-Symptome auslösen. Aber ich wünsche Ihnen, dass Sie sie bald finden werden. Ihrer Gesundheit zuliebe!

Auch was dieses letzte Buchkapitel angeht, wollte ich ganz bewusst nicht allzu tief in die Thematik eintauchen und Ihnen dazu lediglich ein paar hoffentlich hilfreiche Denkanstöße mit auf den Weg geben. Es würde in der Tat viel zu weit führen, in diesem kleinen Ratgeber auf alle möglichen seelischen, emotionalen Ursachen einzugehen, die dazu beitragen könnten, Allergien entstehen zu lassen, wie Sie sicherlich verstehen werden. Es gibt so viele Möglichkeiten, wie es Menschen auf Erden gibt. Und ich kann Sie an dieser Stelle nur bitten, sich eingehend mit sich selbst und möglichen Ursachen auf Geist- und Seelenebene zu befassen, wenn Sie sich nicht ausschließlich für körperliche Symptome und Ursachen von Erkrankungen bzw. Allergien interessieren.

**Von Herzen viel Erfolg
beim Überwinden Ihrer Allergie(n)!**

Schlusswort von S. Williams

Zunächst einmal freut es uns, dass Sie diesem Buch eine Chance gegeben haben – wir hoffen, es kann Ihnen helfen! Wie A. M. Weiss eingangs betonte, lag es nicht in ihrer Absicht, zum Thema des Buches einen allzu umfassenden Ratgeber zu schreiben. Viel mehr war es ihr ein Anliegen, ihre persönlichen Erfahrungen mit Ihnen zu teilen und Ihnen zudem noch ein paar nützliche Tipps und Denkanstöße mit an die Hand zu geben, damit Sie sich selbst möglichst schnell und unkompliziert helfen können. Sollten Sie weitere Hinweise brauchen, so werden Sie im Internet sicher eine Menge hilfreicher und interessanter Webseiten zu den Themen Darmsanierung, basische und zuckerfreie Ernährung etc. finden. Oder lesen Sie beispielsweise Bücher, wie „Zucker, Zucker – Krank durch Fabrikzucker" von Max Otto Bruker, wenn Sie zusätzliche (mentale) Unterstützung benötigen, um auf zuckerhaltige Nahrungsmittel und Getränke verzichten zu können. Auch ich kann Ihnen hier nur noch einmal Mut machen, indem ich Ihnen sage, dass ein Verzicht auf bestimmte Dinge ganz und gar nicht mehr schwerfällt, wenn man sich erst einmal an ihn gewöhnt und dabei festgestellt hat, wie viel besser es einem dadurch geht. Versprochen!

An dieser Stelle möchte ich jedoch gerne noch auf eine ganz bestimmte Leserkritik eingehen. Eine Leserin kritisierte die ursprüngliche Ausgabe dieses Buches zum einen mit der Begründung, sie bräuchte kein ganzes Buch für die Aussage, dass die Autorin ihre Probleme vor allem mit Zuckervermeidung in den Griff bekommen hat. Wir verstehen durchaus, dass man mit einem Buch nicht alle Leser zu 100 Prozent zufriedenstellen kann, können solch eine Art von Kritik, die ganz ähnlich leider immer wieder auch unter den Ratgebern von anderen Autoren erscheint, absolut nicht nachvollziehen. Und wer weiß, vielleicht ist sie gelegentlich ja auch nur der Ausdruck eines Konkurrenten, der seinem Mitbewerber ganz bewusst schaden möchte. Denn nachdem auch Sie, liebe(r) Leser(in), diesen Ratgeber nun kennen, wissen Sie, dass er trotz seines vergleichsweise geringen Umfanges bei Weitem nicht nur aus einer einzigen Aussage zum Thema Zucker besteht, die, wie die Dame zu unrecht behauptete, in einem kleinen Artikel oder Aufsatz Platz gehabt hätte, nicht wahr? Dieses Buch wurde in der ehrlichen Absicht und Hoffnung geschrieben, Ihnen helfen zu können. Wir bedauern, wenn wir Ihren persönlichen Geschmack dabei vielleicht nicht ganz treffen konnten, bitten Sie in dem Fall jedoch **herzlich**, Ihre etwaige Enttäuschung dennoch *nicht* auf unfaire Weise zu äußern. Sie würden damit längst nicht nur der Autorin schaden.

Des Weiteren beanstandete besagte Leserin, dass es keine genaueren Anleitungen gäbe und nicht zwischen den verschiedenen Zuckerarten unterschieden würde. Nun, wir finden, dass von Anfang an sehr deutlich wurde, dass es sich bei diesem kleinen Ratgeber und Erfahrungsbericht **nicht** um ein Fachbuch zum Thema Zucker handelt und weshalb A. M. Weiss grundsätzlich zuerst einmal den Verzehr ALLER Zuckerarten für einen potenziellen Auslöser von Allergie-Symptomen hält. Jede einzelne Zuckerart näher zu beleuchten, hielt und hält die Autorin, ihr Buch betreffend, daher im Grunde nicht für erforderlich, zumal es sich ohnehin ihren Kenntnissen entzieht, wie sich die jeweiligen Zuckerarten auf den Gesundheitszustand jedes einzelnen Lesers auswirken können. Was für den einen besonders unverträglich ist, macht dem anderen unter Umständen nicht allzu viel aus. Eine Anleitung könnte in diesem Fall also nur folgendermaßen aussehen: Sollten Allergiker nicht vollständig auf Süßungsmittel jeglicher Art verzichten wollen, so bleibt ihnen bedauerlicherweise nichts anderes übrig, als an sich selbst herauszufinden, ob eine oder gar mehrere der Zuckerarten, die zum Teil in diesem Ratgeber angesprochen wurden, bei ihnen persönlich eventuell keine Allergie-Symptome auslösen. Verzichten Sie einfach solange auf **alle** Zuckerarten zugleich, bis Ihre Allergie-Symptome hoffentlich verschwunden sind. Dann testen Sie **einzelne** nach und nach jeweils für ein paar Tage aus. Vergessen Sie dabei aber bitte nicht, dass auch andere Faktoren in Bezug auf Ihre Allergie(n) eine bedeutende Rolle spielen, wie A. M. Weiss in ihrem Bericht bereits deutlich machte. Wollen Sie aber dennoch ein wenig genauer über verschiedene Zuckerarten aufgeklärt werden, so können Sie sich gerne entweder auf folgender Website informieren:

**https://www.zentrum-der-gesundheit.de/
zuckerlexikon.html**

... oder eine ähnlich gestaltete besuchen, falls diese wider Erwarten nicht mehr aufrufbar sein sollte. Wir hoffen jedenfalls, Ihnen damit ein wenig gedient zu haben.

Abschließend noch ein kleines, für uns jedoch wichtiges, Anliegen. Wie Sie selbst vielleicht schon bemerkt haben, ist es heutzutage leider üblich geworden, dass viele noch relativ unbekannte Autoren unlautere Geschäftspraktiken anwenden und vor allem bei großen Online-

Händlern innerhalb kürzester Zeit mehrere unehrliche und durchweg positive Bewertungen und Rezensionen unter ihren Büchern erscheinen lassen. Erst im Laufe der Zeit wird deutlich, was *echte* Leser von den jeweiligen Büchern halten. Und einmal abgesehen von der Tatsache, dass solche Praktiken im Grunde nicht erlaubt sind, sind sie nicht zuletzt anständigen Autoren und Kunden gegenüber weit mehr als unfair. Lange Rede, kurzer Sinn: *Wir wollen* unseren (potenziellen) Lesern gegenüber *fair bleiben*, nicht zu solchen unseriösen Mitteln greifen und sind deshalb umso mehr auf **Ihre** Unterstützung angewiesen. Sollte Ihnen dieser Ratgeber also gefallen haben, wären wir Ihnen für ein freundliches Feedback und eine positive Kundenbewertung bei Ihrem Online-Händler von Herzen dankbar! Zum einen würden Sie damit diesem zwar kleinen aber doch auch wichtigen Buch helfen, sich gegen die betrügerischen Praktiken unseriöser Autoren und Herausgeber behaupten zu können. Zum anderen sind authentische Rezensionen natürlich auch für interessierte Leser wesentlich hilfreicher. Hätten Sie also 2-3 Minuten für uns?

Vielen Dank und alles erdenklich Gute!

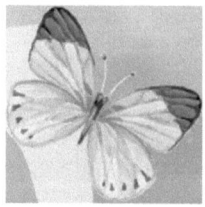

Über den Herausgeber

Als Rechteinhaber des Erfahrungsberichtes und Ratgebers „Tschüss Heuschnupfen – Endlich frei von quälenden Allergie-Symptomen in nur 5 Tagen" fungiert S. Williams derzeit in erster Linie als Herausgeber des Buches. In diesem Falle zählt lediglich die Möglichkeit, die S. Williams allen Allergikern mit dieser Neuveröffentlichung des Ratgebers bietet, ihre Allergien möglichst schnell und einfach in den Griff bekommen zu können. Darüber hinaus arbeitet er an einem eigenen Ratgeber für (junge) Frauen, den er in absehbarer Zeit zu veröffentlichen gedenkt.

Persönlicher Kontakt zum Herausgeber ist für registrierte User (Nutzer) über das BookRix-Profil „**S. Williams**" unter folgender Internet-Adresse entweder öffentlich oder via privater Nachricht möglich:

http://www.bookrix.de/-owofb56999840b5/

Buchempfehlungen

- Zucker, Zucker – Krank durch Fabrikzucker

(Max Otto Bruker; Ilse Gutjahr / Emu)

- Der Murks mit der Milch

(Max Otto Bruker; Mathias Jung / Emu)

Internetadressen

Hier sind noch einmal alle Adressen aus diesem Buch aufgelistet:

*http://www.hausarzt-praxis-wolfratshausen.de/pdf/
Site-Downloads/ernaehrung/heilfasten_infoblatt.pdf*

*https://www.praeventolife.de/files/Kuhmilch/
infobroschuere-leaky-gut-a5-pdf.pdf*

*https://quantisana.ch/wp-content/uploads/2015/07/
tabelle-nahrungsmittel-saeurebasen.pdf*

http://www.josef-stocker.de/candida.pdf

http://www.semmelweis.de/pdf/13_seeger_magnesium.pdf

http://josef-stocker.de/aspartam.pdf

https://www.zentrum-der-gesundheit.de/zuckerlexikon.html

Meine Notizen

Beispiel:

Merke Seite 34:

Würde sich der Mensch artgerecht ernähren,

gäbe es heute die meisten der sogenannten

Zivilisationskrankheiten nicht!!

Kommen Ihnen beim Lesen dieses Buches wichtige Gedanken oder Erkenntnisse, die Sie nicht vergessen wollen, schreiben Sie sie einfach auf den folgenden Seiten auf.